Maria L. Schasteen

Abnehmen

Mit Duftmedizin zum Wohlfühlgewicht

Crotona

Impressum

ISBN 978-3-86191-115-9
Deutsche Originalausgabe:
3. Auflage 2024

Kammer 11, D-83123 Amerang
www.crotona.de

Umschlaggestaltung: Annette Wagner
gedruckt bei: REN MEDIEN GmbH, Germany

Inhalt

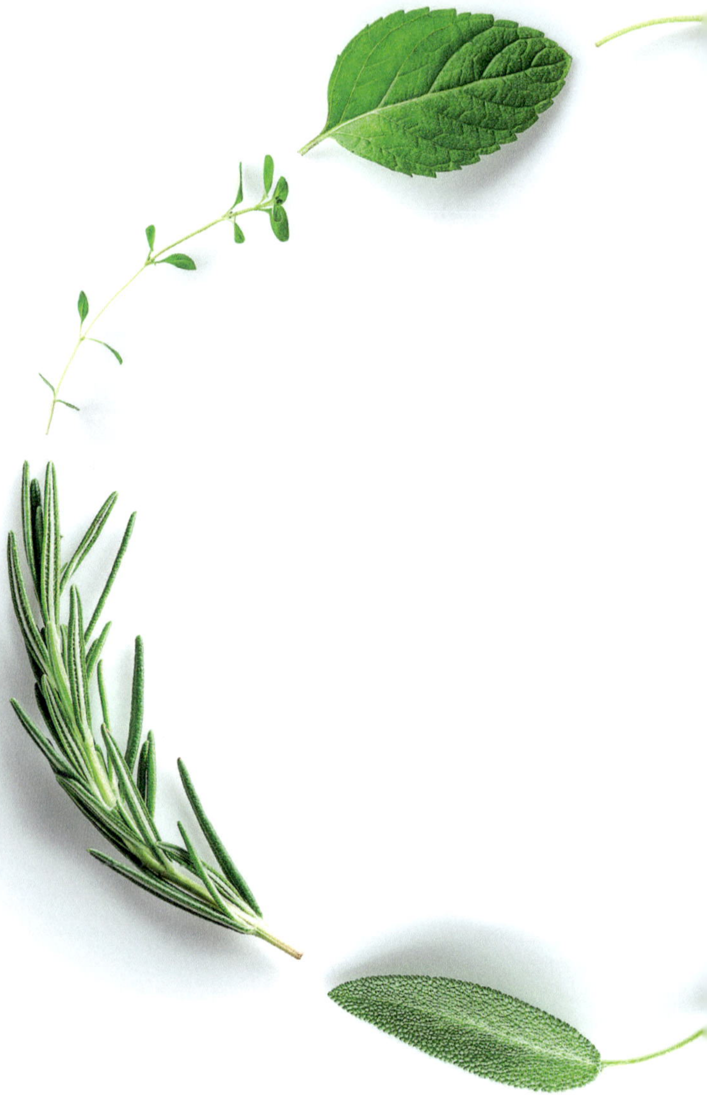

„Wir müssen lernen, für all unsere Handlungen und Gedanken voll verantwortlich zu sein."

Harold Klemp
Die Sprache der Seele

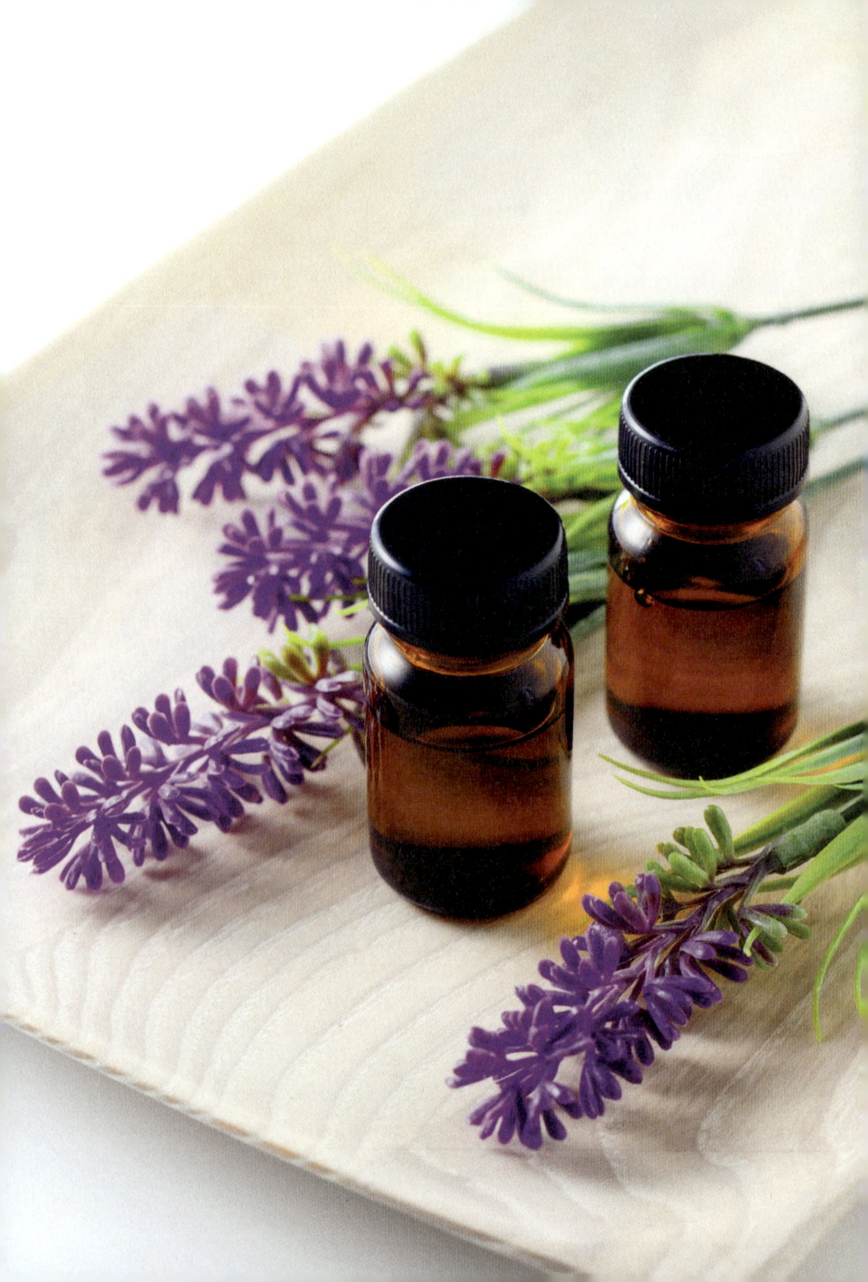

Abnehmen mit Duftmedizin – dein Praxis-Ratgeber

Auf zu deinem Wohlfühlgewicht!

Erinnerst du dich an einen wunderbaren Tag in deinem Leben, wo jede Zelle deines Körpers voll Energie und Lebenslust gestrahlt hat? Du hast Kräfte in dir gespürt, die dich alles im Leben stemmen ließen. Du warst glücklich und dankbar für diese Kraft. Das Leben hätte nicht schöner sein können.

Mit diesem Praxis-Ratgeber zeige ich dir, wie du diese unbändigen Kräfte in dein Leben zurückholst und dabei ganz beiläufig dein Idealgewicht und deine Traumfigur erreichst – und all das mit Duftmedizin. Mit den lieblichen Düften aus der Natur, den Kräutern, Pflanzen und Früchten, die dazu geschaffen wurden, dir deine Traumfigur zu formen.

Am liebsten verstecken?

In einem Moment hatte alles begonnen. Du hast vielleicht bemerkt, wie deine Kleidung spannt, wie die Oberschenkel bei jedem Schritt aneinander reiben. Mit Entsetzen stellst du fest: Du wirst zu dick! Dein kritischer Blick in den Spiegel bestätigt: Bauch und Hüften sind unförmig und schwammig. Du versteckst dich hinter weiten Hemden, die wie Umstandskleider aussehen. Wenn du abends besorgt auf die Waage steigst, fühlst du die Schwere deines Körpers. Vielleicht musst du dich sogar anhalten, damit du nicht wankst. Das Gehen, das Schleppen der Einkaufstaschen und das Treppensteigen sind zur Qual geworden. Ganz zu schweigen von den kritischen Blicken Fremder, die dich als Schlemmer abstempeln. Dabei isst du gar nicht viel.

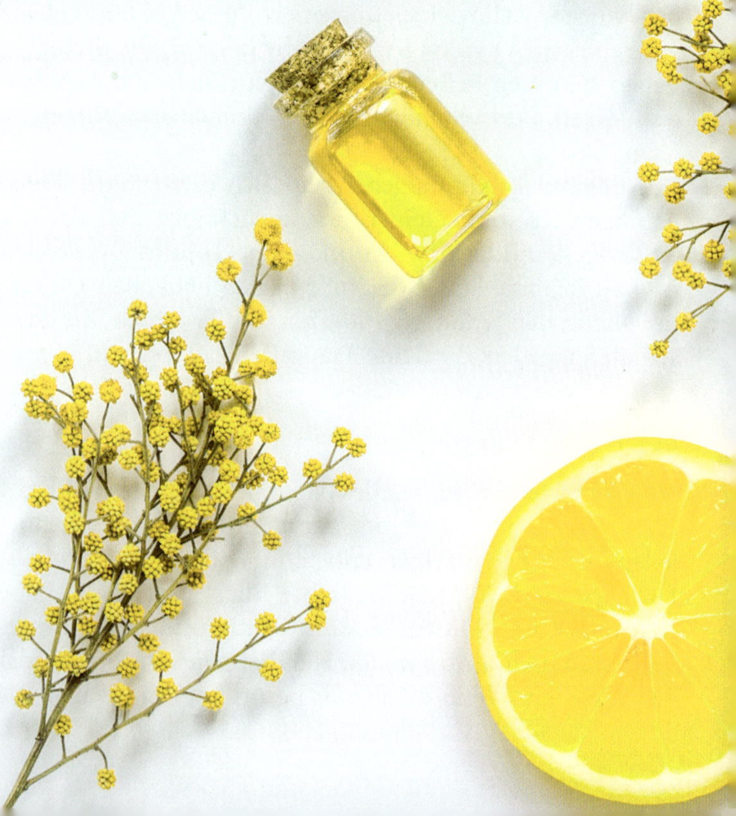

Schluss mit veralteten Abnehm-Mythen!

Die gute Nachricht: Mit Duftmedizin nie wieder „hungern"!

Jetzt ist ein für alle Mal Schluss mit lebensbedrohlichen Hungervorschriften, ekelig süß schmeckenden synthetischen Gesundheitsdrinks, kommerzieller Low-Fat Nahrung, die nur ein Marketing Hype ist und dich noch dicker macht.

Veraltete Methoden von der Wissenschaft entlarvt

In diesem Ratgeber reden wir nicht von altbekannten Schlankheitskuren oder dubiosen Abnehm-Programmen, die dich hungrig und genervt im Regen stehen lassen. Noch sprechen wir vom Kalorienzählen oder von unmäßigem Sport. All das ist durch die moderne Wissenschaft grundlegend widerlegt und als schädlich und/oder wirkungslos entlarvt. Auch die Ernährungspyramiden unserer Regierungen sind komplett veraltet.

Wir schreiben die Ernährungsregeln neu!

Es gibt keine Allgemeinrezepte, an die du dich halten musst, um abzunehmen, denn jeder Mensch ist einzigartig – und was für den einen Menschen Heilung ist, kann für einen anderen Gift sein. Es gibt aber sehr wohl ein **Naturgesetz**, das für alle Lebewesen gilt: Wenn du einen Ball loslässt, fällt er zu Boden. Und wenn wir krankmachende Nahrung zu uns nehmen, werden wir krank. **Ursache und Wirkung.**

Also arbeiten wir mit Verstand *und* Herz und verwöhnen uns mit leckerem Essen, das glücklich und schlank macht, anstatt mit chemischer Nahrung, die uns schadet. In diesem Praxis-Ratgeber wirst du keine Verbote finden, sondern Anregungen für ein gesünderes Leben. Die Devise lautet: Was nicht in der Natur vorkommt, das meiden wir erst einmal.

Vital und fit im Leben stehen

Du wirst die Zusammenhänge von aromatisch duftender Nahrung und komplettem Wohlbefinden entdecken. Es gibt ein paar einfache, gesunde **Ernährungsgrundregeln**, die du bedenken solltest und die in deinen Alltag passen. Ab nun wirst du dich nicht mehr blindlings an Diätsysteme klammern müssen, sondern wirst bewusst und wissend deine essenzielle Ernährung nach deinen Vorlieben selbst zusammenstellen. Du wirst die Vorzüge ätherischer Öle beim Abnehmen kennen und lieben lernen und zu deinem Vorteil nutzen. Und das Beste dabei ist:

So macht das Leben Spaß!

Du wirst Spaß an diesem neuen Lebensplan finden und den Gesetzen der Natur freudig und dankbar folgen. Die Natur bringt alle lebenswichtigen Nährstoffe hervor, die wir zum **Glücklichsein** benötigen!

Von nun an musst du MEHR essen!

Dein Körper braucht die 'richtige Ernährung', um die Verdauung anzuregen und die Verbrennung zu beschleunigen, die dir Energie, Lebensfreude und Körperkraft gibt und gleichzeitig die Fettdepots ganz von alleine abbaut.

Du wirst lernen, wie du statt zu hungern mehr essen musst, und zwar ein Mehr an ***richtiger*** **Nahrung**. Du wirst so viel essen, dass du nach Süßigkeiten und ungesunden Snacks überhaupt kein Verlangen mehr haben wirst.

Essen muss schmecken UND satt machen!

Schnitzel in knuspriger Mandelpanade, cremige Gemüselasagne mit knackigem Salat, eine duftende Pfanne mit Lachs und Spargel, das Frühstücks-Omelett mit knusprigen Speckstreifen? Klingt das nach einer Diät? Oder wie wäre es mit heißer Schokolade mit Schlagsahne, dazu einen Gugelhupf oder Kokosmakronen? All das sollst du essen, zubereitet mit den **Zutaten aus der Natur**, um schlank zu werden und dein Idealgewicht zu erreichen.

Ich verspreche dir, dass du nach der Lektüre dieses Ratgebers nie wieder ungesund hungern wirst, um ein paar Kilos abzunehmen, nur um sie bald wieder zurückzugewinnen oder sogar noch mehr dazu! Mit ein paar **einfachen Anpassungen in der Zutatenliste**, die nicht weh tun, wirst du lernen, deine gewohnten Lieblingsgerichte auf den Tisch zu bringen und damit deine Familie und Freunde zu begeistern.

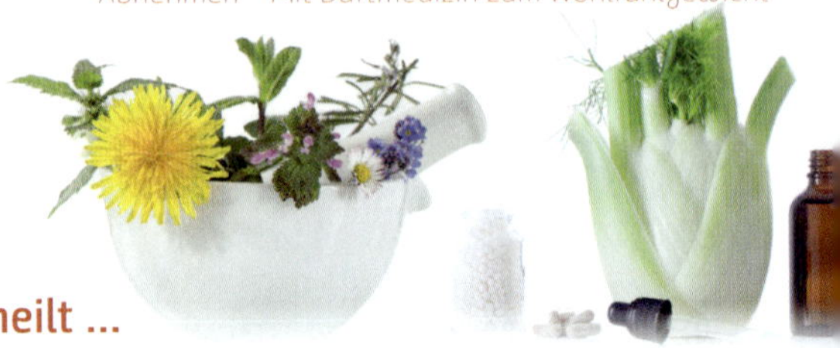

Wenn Nahrung heilt ...

„Lass Nahrung deine Medizin sein."
Hippokrates

Diese Lebensweisheit, dass Nahrung Medizin ist, ist althergebracht und allgemein bekannt. Hier ist der Beweis:

- **Rosmarin** (*Rosmarinus officinalis*) hat einen harmonischen Einfluss auf das Drüsensystem und schützt die Leber bei Stress.
- **Römische Kamille** (*Chamaemelum nobile*) wirkt beruhigend auf die Zellen. Sie hilft dabei, Gifte aus der Leber auszuschütten und stärkt die Leber.
- **Fenchel** (*Foeniculum vulgare*) erhöht den Gallenfluss, wirkt entspannend und unterstützt die Leber, Bauchspeicheldrüse und die Nierenfunktion und macht fröhlich.
- **Immortelle** (*Helichrysum italicum*) regeneriert das Gewebe und erhöht die Nährstoffversorgung der Zellen. Sie stimuliert die Leberzellen und wirkt reinigend auf die Lebergefäße.
- **Pfefferminze** (*Mentha piperita*) weckt die müden Lebensgeister, fördert die Gedächtniskraft und hat eine wohltuende Wirkung auf den Magen.

Vielleicht hast du ja das ein oder andere Küchenkraut in deinem Küchenschrank.

Kräuter versus ätherische Öle

Willst du eine geballte Kraft dieser Kräuterwirkstoffe in dein Leben hereinbringen, probiere doch einmal die „essbaren“ ätherischen Öle aus, die aus diesen Kräutern destilliert werden! Sie sind um **ein Vielfaches stärker** als frische oder getrocknete Kräuter!

- Ein Tropfen **Rosmarinöl**, in die Salatmarinade gemischt, schmeckt nicht nur gut und schenkt dem Essen einen südländischen Flair, sondern kommt der Leber zu Hilfe!
- Wer hätte sich gedacht, dass ein Tässchen Kamillentee (also warmes Wasser mit einem Tropfen **Kamillenöl**) dem Körper dabei hilft, Gifte auszuschwemmen!
- Ein Tropfen **Fenchelöl**, in die fertige Suppe oder den Gemüseeintopf eingerührt, erfreut nicht nur die Sinne, sondern hilft bei der Verdauung maßgeblich mit!
- Und **Pfefferminzöl** – etwa 1 Tropfen in heißer Schokolade oder in Wasser als Pfefferminztee getrunken – belebt, unterstützt die Magentätigkeit und erfreut das Herz!

Ätherische Öle – deine Küchenhelfer!

Ätherische Öle sind hochkonzentriert und bringen ungeahnte Kräfte gezielt in unseren Körper. Es genügt oft nur ein einziger Tropfen eines ätherischen Öls, um das volle Aroma und die starke Wirkung auf Körper, Emotionen und Geist zu genießen!

Ein Tropfen Pfefferminzöl ist das Äquivalent von 28 Säckchen Pfefferminztee!

Wenn einfache Küchenkräuter und ihre ätherischen Öle so wirkungsvoll sind, dann macht es doch Sinn, sie mehr und mehr in unsere Nahrung mit einzubeziehen. Mit nur einem Tropfen dieser heilsamen Aromen können wir unsere ganze Familie von Kopf bis Fuß unterstützen.

Das Wunderwerk Körper!

Der Körper mit seinen 100 Billionen intelligenten Zellen sieht seine Aufgabe darin, uns gesund und glücklich zu erhalten.

Du hast sicher bemerkt, dass kein Baby mit „Übergewicht" zur Welt kommt. (Das Übergewicht wird erst durch die 'fürsorgliche' Umwelt dem Kind später aufgeladen.) Wie ist das möglich?

Die Zellen des Körpers arbeiten nach einem **festgesetzten Prinzip**, das unumstößlich ist. Unser Leben wird – wie ein Lebensbaum – von Mikronährstoffen erhalten. Der Körper nimmt zur Bildung des neuen Lebens diese wichtigen Aufbaustoffe aus den Körperreserven der Mutter. Diese wiederum erhält die lebenswichtigen Mikronährstoffe aus Gemüse und Obst. Sie machen nicht dick!

Dieses geniale Lebensprinzip – die Versorgung des Körpers mit lebenswichtigen **Vitaminen, Mineralien, Antioxidantien, Fettsäuren** und **sekundären Pflanzenstoffen** aus unserer täglichen Nahrung – werden wir für uns übernehmen, um dem Körper die Möglichkeit zu geben, uns wieder zu unserem Idealgewicht zurückzubringen.

Kalorien sind nicht gleich Kalorien

Kohlenhydrate sind nicht gleich Kohlenhydrate, Proteine (umgangssprachlich auch Eiweiß genannt) sind nicht gleich Proteine, und Fett ist nicht gleich Fett.

Es gibt gefährliche Transfette, die Herz und Kreislauf schädigen und 'schlechtes' Cholesterin in den Blutgefäßen ablagern; und es gibt Fett, das gesund ist. Ganz klar, dass wir beim Abnehmen auf das gesunde Fett zurückgreifen.

- **Palmfett** enthält schädliche Transfettsäuren.
- **Kokosfett** enthält keine Transfettsäuren.

Zucker ist ein Kohlenhydrat, das per 100 g ganze 387 Kalorien und absolut NULL essenzielle Nähstoffe enthält. Auch Weißmehl in Brot und Gebäck, Nudeln und Torten wird im Körper in Glukose (Zucker) umgewandelt. Wenn die Kalorien aus Teigwaren und Zucker nicht gebraucht werden, hortet der Körper sie als Fett für magere Zeiten. Diese Hungerszeit kommt aber nie, denn wir essen jeden Tag mehr und mehr davon, und so staut sich das Körperfett – und wir werden dick.

Doch Achtung: Zucker und Weißmehl zu meiden heißt nicht, dass wir beim Abnehmen nicht süße Leckereien, Brot und Kuchen essen dürfen! Wir **ersetzen** die Zutaten einfach mit **nährstoffreichen Lebensmitteln**: Zum Beispiel mit Zucker, der unsere Bauchspeicheldrüse nährt, und Mehl, das nicht dick macht, weil es im Körper nicht in Zucker umgewandelt wird.

- **Zucker:** 99,8% Kohlenhydrat
- **Birkenzucker**: 0% Kohlenhydrat

Wie versprochen: „Mit ein paar **einfachen Anpassungen in der Zutatenliste**, die nicht weh tun und dich beim Abnehmen unterstützen, wirst du lernen, deine gewohnten Lieblingsgerichte auf den Tisch zu bringen."

Hier ein Rezept, das du aus Großmutters Küche kennst, wobei du ZUCKER einfach mit **Birken- oder Kokoszucker** ersetzt.

Hast du gewusst?

- Ein Ei besteht zu 35% aus Protein.
- Das Eiweiß ist zu 91% Protein.

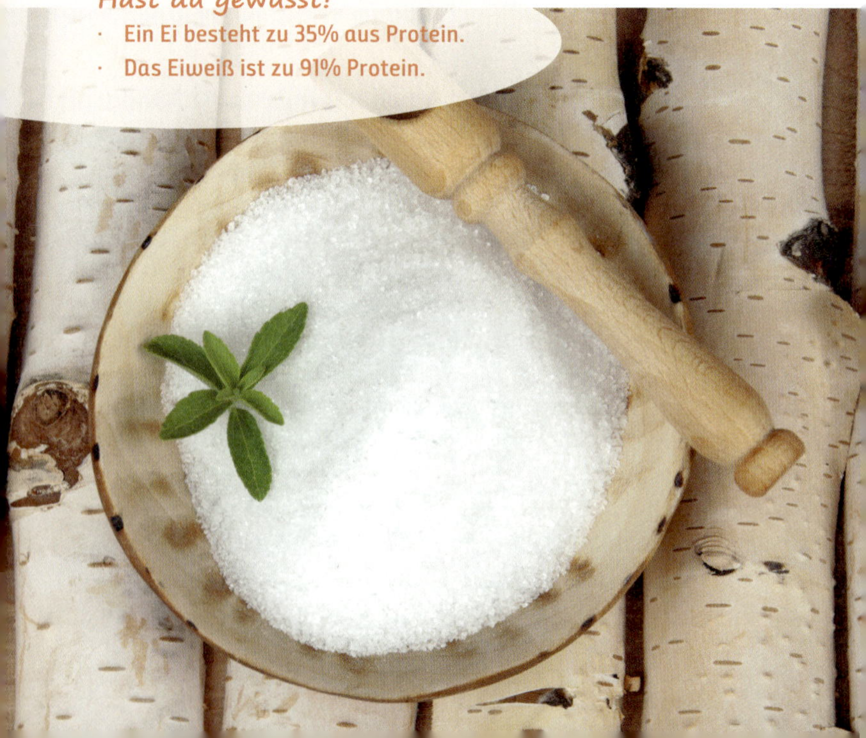

Kokosmakronen oder Kokosbusserln

Aus Großmutters Küche:[1]

Zutaten:

- 3 Eiweiß
- 100 g Zucker
- Eine Packung Vanillezucker
- Zirka ¼ TL Zimt oder ½ Tropfen Zimtöl
- ½ TL Zitronensaft
- 3 Tropfen Zitronenöl
- 200 g Kokosraspeln

Zubereitung:

Eiweiß steif schlagen, Zucker löffelweise dazugeben und dabei immer mixen. Die restlichen Zutaten vorsichtig unterheben. Auf ein bemehltes Backblech Oblaten legen, mit der Teigmasse kleine Häufchen formen und bei 140° C zirka 15-20 Minuten backen.

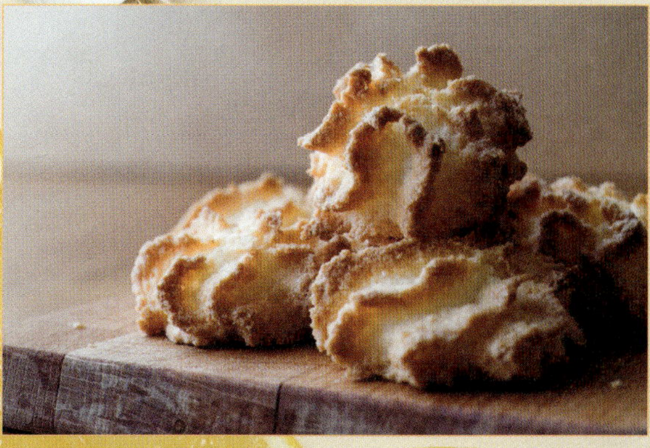

So kochst du ohne „Zucker"

Xylitol, Erythritol, Kokosblütenzucker sowie Stevia sind für Diabetiker geeignet.

	Gesunde Zuckerarten helfen bei der Fettverbrennung:
•	Xylitol (Birkenzucker, Zuckeralkohol): Erhöht die Kalziumaufnahme aus dem Darm, hungert krankmachende Bakterien aus und greift die Zähne nicht an.
•	Erythritol (Zuckeralkohol aus Maisstärke): Fördert die Hormongesundheit, trägt nicht zu Karies bei und ist sogar als „zahnfreundlich" zertifiziert.
•	Bio Kokosblüten (aus den Blüten der Kokospalme gewonnen)
	Stevia aus der Pflanze *Stevia rebaudiana* (auch Süßkraut oder Honigkraut genannt): Nährt die Bauchspeicheldrüse, unterstützt die Darmflora und reduziert den Heißhunger.
•	Honig (ist so kalorienreich wie Zucker, daher wenig verwenden).
•	Getrocknete Früchte (Aprikosen, Datteln, Feigen) kleingeschnitten in die Mahlzeit gemischt, in Maßen genießen (Fruchtzucker).
	Meide diese Zuckerarten wie die Pest:
	• Weißer Zucker: Eine Kalorienbombe ohne Nährwert! • High Fructose Corn Sirup (HFCS) • Aspartame: Bringt das Hormonsystem komplett aus der Balance!

Wie du dich in deinem Körper wohlfühlst

Der Körper ist robust. Er hält viele unserer Ernährungssünden aus und ist stets darum bemüht, Ordnung zu schaffen. Er baut Zellen auf, nährt und stärkt sie, transportiert Gifte und Abfallstoffe ab, schützt die genetische Information, unterstützt alle Organe und sichert so unser Überleben.

Wenn wir unseren Körper bei seiner Arbeit unterstützen, indem wir viel farbenfrohes Obst und Gemüse (Lichtnahrung) zu uns nehmen, werden wir nicht nur mit dem Überleben belohnt, sondern wir fühlen uns jung und vital und werden von keinen Alterserscheinungen oder Zivilisationskrankheiten geplagt, die uns fälschlicherweise als 'unabänderlich' verkauft werden.

Dieses Wissen wird in keiner Schule gelehrt, und selbst Wissenschaftler erkennen erst in den letzten Jahren immer mehr und mehr die genialen Zusammenhänge und festgeschriebenen Prinzipien, die Leben und strahlende Gesundheit ermöglichen – eine „Wissenschaft", die den Urvölkern eine Selbstverständlichkeit war, weil sie von den Früchten der Natur lebten und nicht auf synthetische Nahrungsmittel zurückgriffen.

> **„Kein Mensch, der in diesem materiellen Universum lebt, kann die Gesetze dieser Welt missachten und erwarten, gute Gesundheit zu haben."**
>
> *Paul Twitchell*
> *Kräuter – Die magischen Heiler*

Es ist daher die große Verantwortung jedes Erziehungsberechtigten, Kindern heute diese Richtlinien für Gesundheit zu lehren und auf diesen Prinzipien zu bestehen, um ihnen ein langes und gesundes Leben zu ermöglichen. Aber zuvor müssen wir diese Richtlinien erst selbst kennenlernen und verinnerlichen.

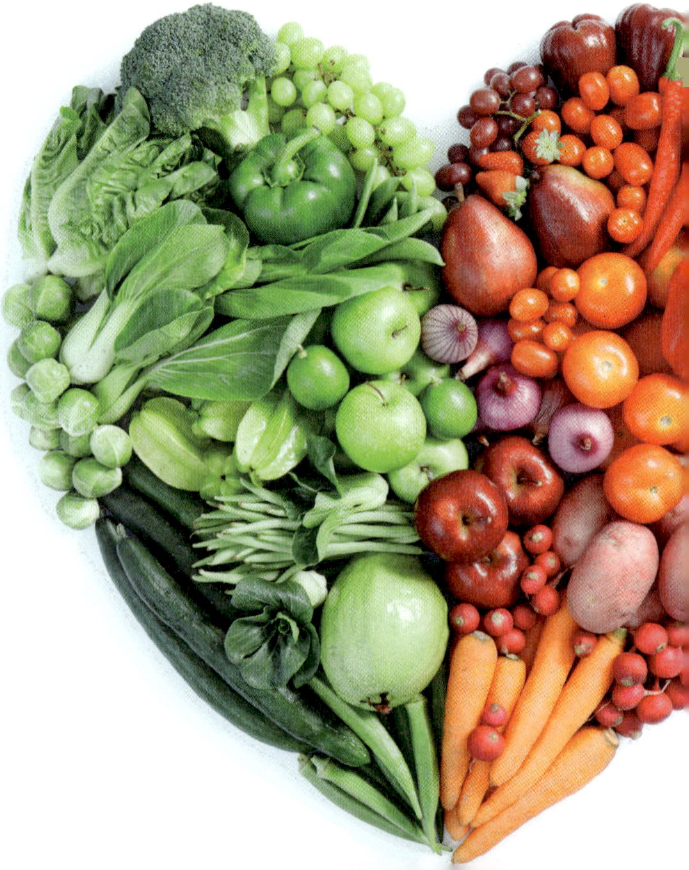

Fünf Essensregeln für dein optimales Wohlfühlgewicht

„Der Körper ist eine Transformation der Nahrung – deshalb ist Essen Sein."
Paul Twitchell

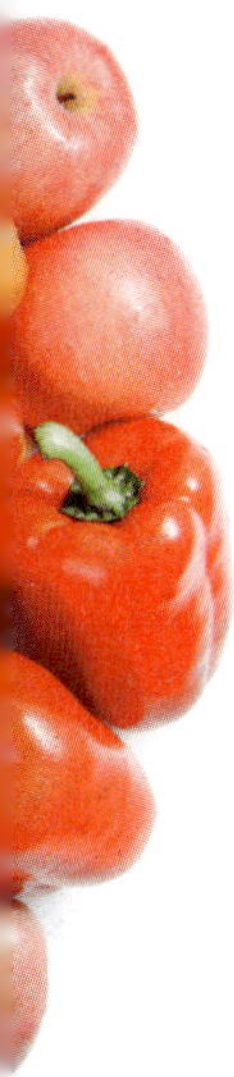

1. **Trinke viel Wasser!** Beginne morgens nach dem Aufstehen damit! Verzehre die größte Menge des Wassers für den Tag noch vor dem Frühstück. Das reinigt den Körper und transportiert Schlacken ab.

2. **Iss nur, wenn du hungrig bist,** und nicht, weil du traurig oder frustriert bist, und auch nicht, weil wieder einmal Essenszeit ist.

3. **Iss langsam, kaue gut.** Beim Kauen aktivierst du die Enzyme, die für eine gute Verdauung lebenswichtig sind. Auch frischgepresste Säfte und Smoothies sollten gut eingespeichelt werden.

4. **Trinke kein/wenig Wasser mit der Mahlzeit.** Wasser verdünnt die Magensäfte und behindert eine komplette Verdauung.

5. Und das Wichtigste: **Achte darauf, was auf den Teller kommt.** Für ein optimales Wohlfühlgewicht ist die **„richtige" Ernährung** ausschlaggebend. Du

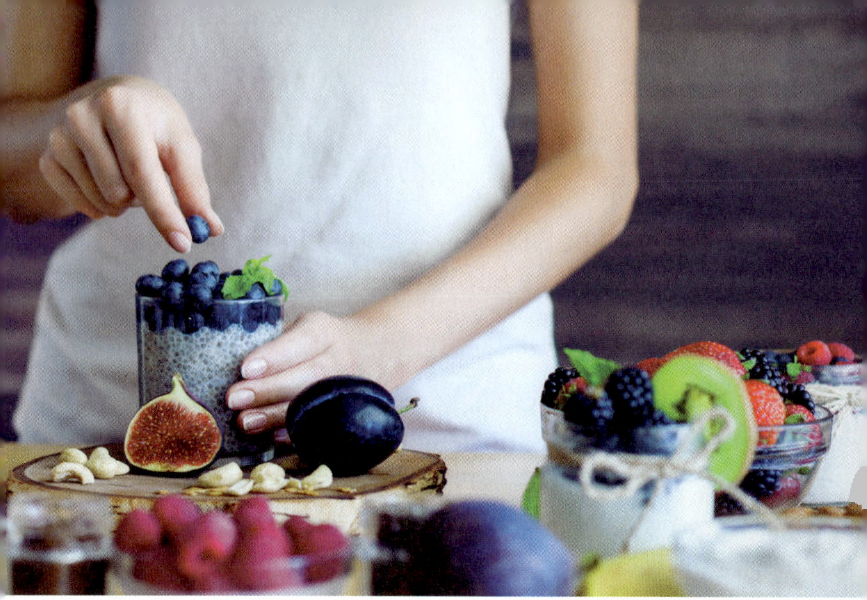

brauchst Kohlenhydrate, Proteine und Fett – ABER es müssen **die richtigen Kohlenhydrate, Proteine und Fette sein!**[2]

Die folgende Liste zeigt einige exemplarische Nahrungsmittel, die zum Abnehmen geeignet sind und die du essen solltest, und andere, die du beim Abnehmen eher meiden solltest.

„Die Art ihrer Ernährung beeinflusst das Schicksal der Nationen entscheidend."
Anthelme Brillat-Savarin

KOHLENHYDRATE	
ESSEN	**MEIDEN!**
Spinat, Kohl, Kraut	Getreide
Spargel	Brot, Brötchen
Salat	Kuchen, Kekse
Brokkoli, Zucchini, Kürbis	Nudeln, Klöße
Pilze	Müsli
Paprika, Tomate, Gurke	Süße Fruchtsäfte
Knoblauch	Mais
Alfalfa, Kelp, Spirulina	Kartoffel
Weizengras	Bohnen

PROTEINE/EIWEISS	
ESSEN	**ESSEN**
Sardinen, Sardellen,	**Fettarmer Hüttenkäse**
Thuna, Lachs, Shrimp	**Parmesankäse**
Geflügel	**Weizenkeime**
Fleisch, Leber, Innereien	**Kürbiskerne**
Griechischer Joghurt	**Protein Pulver**

VOLLWERTFETT	
ESSEN	**MEIDEN!**
Avocado	Margarine
Nüsse, Nussöle	Gesättigte Fettsäuren
Kokosnuss, Kokosöl	High Fructose Corn Sirup (HFCS)
Oliven, Olivenöl, Macadamia und Macadamiaöl	
Eier	
Butter	
Kakao	

„Was soll ich essen, um abzunehmen?"

Das solltest du essen:

1. **Sehr viele** nicht-stärkehaltige Kohlenhydrate (z.B. grünes Blattgemüse)
2. **Viel** nährstoffreiches Protein (z.B. Fisch)
3. **Genügend** Vollwertfette (z.B. Nüsse)
4. **Wenige** Früchte mit niedrigem Fruchtzuckergehalt

Folge dieser neuen Ernährungspyramide:

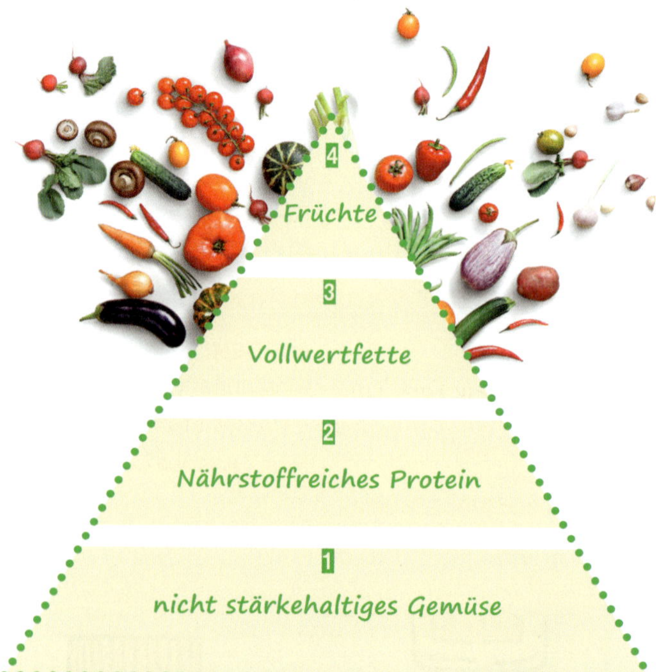

Ernährungsplan zum Abnehmen: So sollte dein Teller aussehen – Eine Faustregel

- **Kohlenhydrate – ½ des Tellers:** Nicht-stärkehaltiges Gemüse, besonders grünes Blattgemüse
- **Protein – ⅓ des Tellers:** Nährstoffdichtes Protein (zirka die Größe der Hand), Fisch, Fleisch oder pflanzliches Eiweiß
- **Vollwertfett – den Rest des Tellers:** Vollwertfette wie Eier, Avocado oder Nüsse
- Täglich 1-3 **Früchte** mit niedrigem Fruchtzuckergehalt wie Beeren oder Zitronen

Wie du Portionen planst

- 1 Portion Fleisch ist etwa die Größe deiner Hand.
- 1 Portion Gemüse in der Größe deiner Faust
- 1 Portion Eiweiß: 2 Eier oder 1 Tasse Hüttenkäse
- 1 Portion Obst: 1 kleine Banane, 1 Apfel

Wissenschaftlich bewiesen, tausendfach bewährt

Jonathan Bailor, *New York Times* Bestseller-Autor (*The Calorie Myth)* und Gründer von *SANESolution*, hat einen einfachen, vielfach bewährten Ernährungsplan entwickelt, der dir dabei hilft, auf ganz natürliche Weise Übergewicht zu verlieren, das **Idealgewicht** zu erreichen und es für den Rest deines Lebens zu **halten**!

Diese einfachen Ernährungsregeln – in einer Überflussgesellschaft längst vergessen oder unbeachtet – werden in 1.300

wissenschaftlichen Studien belegt und von Top-Ärzten der weltweit berühmtesten Universitäten wie etwa der *Harvard Medical School*, *John Hopkins University*, der *Mayo Clinic*, *Yale University*, *University of Chicago Laboratory Schools* (UCLS) und anderen führenden medizinischen Bildungseinrichtungen unterstützt.[3]

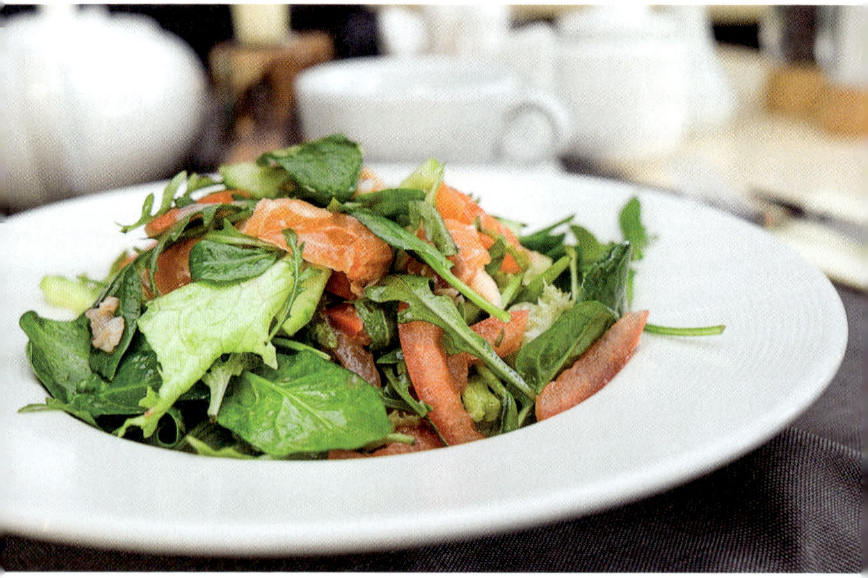

Ein Vorschlag für das gesunde Frühstück:

- 125 g geräucherten Lachs (eine Portion Protein)
- Salat + Zwiebel + Tomaten
  (drei Portionen nicht-stärkehaltige Kohlenhydrate)
- Avocado (eine Portion Vollwertfett)

> „Nichts wird die Chance für ein Überleben auf der Erde so steigern wie der Schritt zu einer vegetarischen Ernährung."
>
> *Albert Einstein*

So nimmst du automatisch ab

Hier sind Jonathan Bailors **Richtlinien** für dein Wohlfühlgewicht. Das ideale Körpergewicht ist wohl für jeden Menschen nach seiner Konstitution ganz individuell. Aber der Körper mit seinen intelligenten Zellen weiß unfehlbar, was DEIN ideales Wohlfühlgewicht ist, und wenn du dich an diese **einfachen Grundregeln der Ernährung** hältst, wird dein Körper automatisch Fett verbrennen, und du wirst eines Tages erstaunt feststellen, dass du ganz von selbst an deinem Ziel angelangt bist: Du hast dein Traumgewicht und deine Wunschfigur erreicht.

Die wissenschaftliche Analyse

1. Das **Körperfett** wird von deinem körpereigenen „Set-Point" oder Sollwert kontrolliert.
2. Dein **Sollwert** wird von deinen Hormonen kontrolliert.
3. Deine **Hormone** werden von der Qualität der Kalorien kontrolliert.
4. Die **Qualität der Kalorien** wird von der Sättigung bestimmt (Wasser, Ballaststoffe und Proteine).

Wie du automatisch Fett verbrennst

1. Nimm Nahrungsmittel, die **reich an Wasser, Ballaststoffen und Proteinen** sind, zu dir.
2. **Vermeide** Nahrungsmittel, die wenig Wasser, Ballaststoffe und Proteine enthalten,

3. so dass du die **Qualität der Kalorien** bestmöglich steigern kannst,
4. damit du deinen **Sollwert senken** und deinen Körper heilen kannst.

Mit einfachen Worten: Nimm gesunde Kalorien zu dir, reich an Wasser und Ballaststoffen **(Gemüse)**, Proteinen **(Fisch, Fleisch, pflanzliches Protein)** und Vollwertfett, zusammen mit **ätherischen Ölen**.

Die **Qualität** der Kalorien stärkt deine **Hormone**, die für dein **Idealgewicht** (Sollwert) verantwortlich sind.

Iss reichlich vom Buffet der neuen Ernährungspyramide – viel stärkearmes Gemüse, nährstoffreiches Protein, Vollwertfette und einige Früchte mit niedrigem Fruchtzuckergehalt – damit du zu gesättigt bist für ungesunde Kalorien (Weißmehlprodukte, Süßigkeiten und Transfette – Chips). Halte es einfach!

**„Je einfacher etwas ist,
desto mehr Stärke und Kraft liegt darin."**
Meister Eckhart

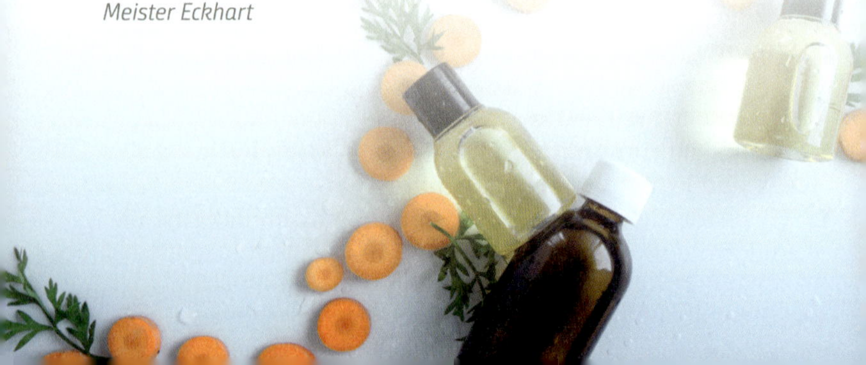

Das Buffet der Natur ist angerichtet, greif zu!

DER NEUE ERNÄHRUNGSPLAN	
Gemüse (nicht-stärkehaltiges Gemüse): (10+ Portionen pro Tag)	Grünes Blattgemüse, Salat, Spinat, Rosenkohl, Kohl, Kelp, Spirulina, Wasserkresse, Alfalfa Sprossen, Artischoke, Spragel, Brokkoli, grüne Bohnen, Gurken, Kürbis, Paprika, Pilze, rote Rüben, Tomaten, Zwiebel, Zucchini
Protein: (3-6 Portionen pro Tag)	Sardellen, Sardinen, Muscheln, Shrimps, Hummer, Forelle, Lachs, Kabeljau, Thunfisch, Huhn, Truthahn, Leber, Bio-Rindfleisch, Lamm, Wild, Schweinefleisch, Hüttenkäse, Eier, Griechischer Joghurt, 100% reines, nicht aromatisiertes Molke-, Erbsen- oder Reisprotein
Vollwertfett: (3-6 Portionen pro Tag)	Avocado, Leinsamen, Kakao, Chia Samen, Haselnuss, Kokosnuss, Kokosnussmehl, Kokosnussmilch, Kürbissamen, Macadamianüsse, Mandeln, Oliven, Pecannüsse, Pistazien, Sonnenblumenkerne, Walnüsse und deren Öle
Früchte mit niedrigem Fruchtzuckergehalt **(0-3 Portionen pro Tag)**	Blaubeeren, Brombeeren, Erdbeeren, Gojibeeren, Grapefruit, Himbeeren, Kokoswasser, Limette, Melone, Nektarine, Papaya, Pfirsich, Rhabarber, Zitrone

Halte dich an diesen Plan, und du wirst dein Idealgewicht erreichen – garantiert, wissenschaftlich belegt, tausendfach bewährt.

TIPP:

Was sind stärkehaltige Gemüsesorten, die man beim Abnehmen eher meiden sollte?
Kartoffeln, Mais, Erbsen und Bohnen.

Warum sollte man beim Abnehmen viel Gemüse essen?

Gemüse ist unser Grundnahrungsmittel.
Dies ist ein biologisches Gesetz.

Die Vitamine A, B und C in Obst und Gemüse sind Antioxidantien, die pro Tag sieben Trillionen Freie Radikalangriffe auf die Zellen abwehren müssen. Keine Vitamine – keine Abwehr! Jetzt weißt du, warum du VIEL Gemüse und Obst essen solltest. Iss einen Regenbogen an Farben, um möglichst viele verschiedene Vitamine zu erhalten.

Ohne hungern abnehmen!

Bemühe dich während der Zeit des Abnehmens, täglich ausreichend von den bevorzugten Lebensmitteln zu essen, um schnellstmöglich dein Idealgewicht zu erreichen. Danach kannst du zu Nahrungsmitteln greifen, die dir besonders lieb sind (Kartoffeln, Reis oder Hirse). Sobald dein Körper seinen Sollwert erreicht hat, hält er das Idealgewicht konstant, ungeachtet dessen, was du isst.

TIPP:

Bist du ständig hungrig, erhöhe deine Proteinzufuhr, denn Eiweiß ist der beste Sattmacher.

ACHTUNG:

Isst du Eiweiß zu spät am Abend, könnten Verdauungsstörungen, Gas, Aufstoßen oder Schlafstörungen die Folge sein.

Hast Du gewusst?

Von der Nahrungsaufnahme bis zur Versorgung der Zellen benötigt der Körper mindestens sechs Stunden, um Proteine zu verarbeiten.

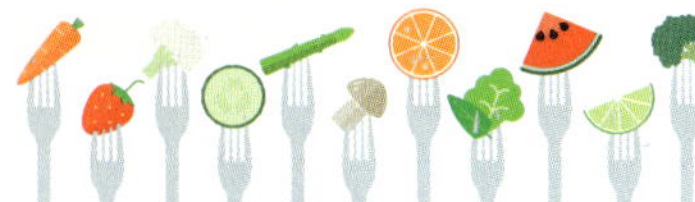

Rückfällig geworden?

Solltest du vom Essensplan während der Abnehmphase einmal abweichen und nach gewohnten Leckerbissen greifen, die du eigentlich meiden solltest, dann macht das gar nichts. Es wird nur das Erreichen deines Wohlfühlgewichts etwas hinauszögern. Aber wir sind ja nicht auf der Flucht. Wir gehen Schritt für Schritt konsequent auf unser Idealgewicht zu.

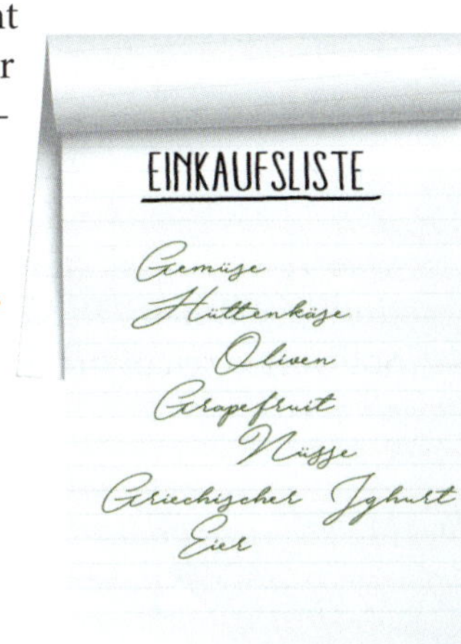

TIPP:

Plane voraus. Mache eine Einkaufsliste. Koche auf Vorrat, sodass du immer etwas Gesundes zum Essen zur Hand hast!

„Das Essen soll zuerst das Auge erfreuen und dann den Magen."
Johann Wolfgang von Goethe

Was gibt es heute Abend zu essen?

Wie wäre es mit gebackenem Lachs (eine Portion Protein) in Mandelkruste (eine Portion Vollwertfett) auf einem Gemüsebett (drei Portionen Kohlenhydrate).

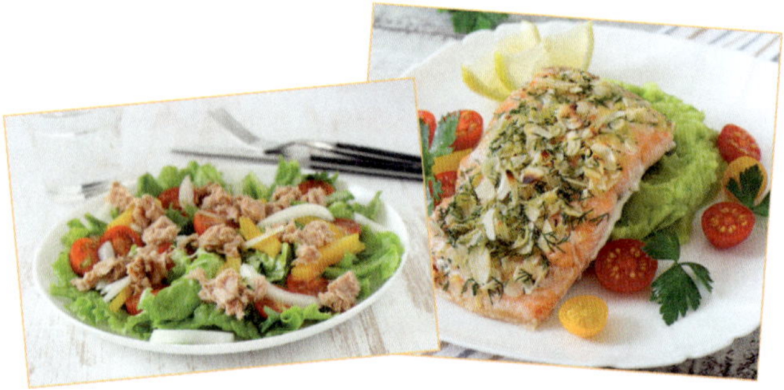

Oder serviere Thunasalat (Protein) mit kleingeschnittenen Zwiebeln, Tomaten, grünem Paprika (Kohlenhydrate) und Oliven (Vollwertfett) sowie grünen Salat, mit Macadamianussöl und Zitronensaft zubereitet.

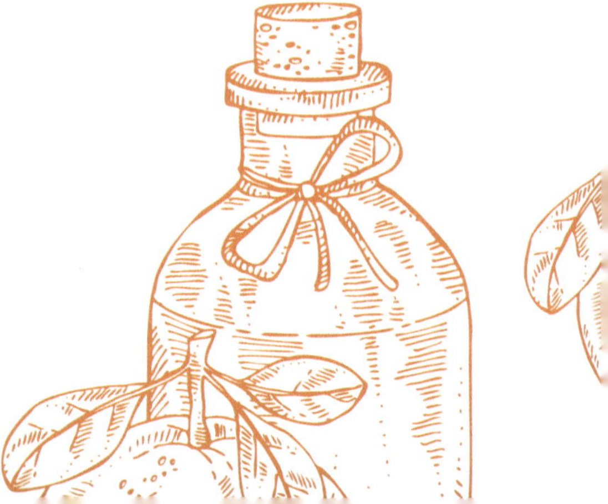

Was haben Essen und Abnehmen mit Duft zu tun?

Alles, was duftet und gut schmeckt, erhält sein lebensspendendes Aroma von ***ätherischen Ölen****!*

Von einer liebevollen Macht in die Natur gelegt, begleiten Düfte uns ein Leben lang. Sie laden zum Essen ein, um unser **Überleben** hier auf der Erde zu sichern. Jedes Lebewesen muss essen.

Düfte gehen direkt ins Gehirn und lösen **Hunger-** sowie **Sättigungssignale** aus.

TIPP:

Ein schneller Atemzug aus dem Grapefruitöl-Fläschchen kann eine Heißhungerattacke wie im Flug stoppen. In solchen Situationen greift man gewöhnlich nach schnellen, ungesunden Lösungen.

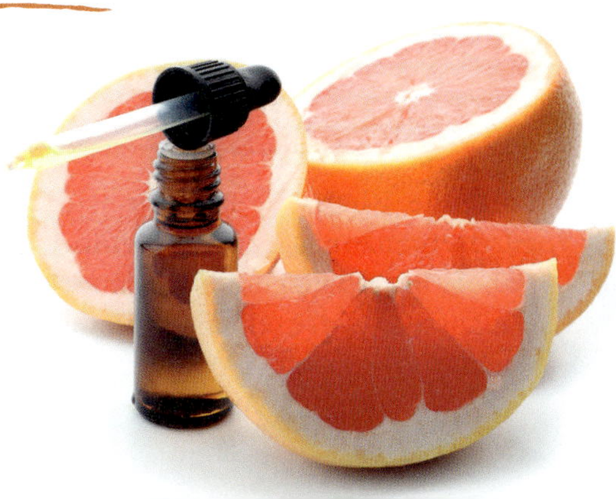

Doch Düfte können noch viel mehr!

Sie regen **Hormone** an, um Körperfunktionen zu unterstützen und unser Körpergewicht zu regeln.

Düfte rufen **Enzyme** auf den Plan, die notwendig sind, um Nahrung zu verdauen.

Sie regen den **Gallenfluss** an, um den Magen zu unterstützen, verstärken die **Sauerstoffzufuhr** zu jeder Zelle und entschlacken den Körper.

Sie wandeln gefährliche **freie Radikale** im Körper zu Vitamin A um, regen alle möglichen Vitamine zur Arbeit an und lösen Prozesse aus, um Mineralien und Spurenelemente in die entlegensten Regionen des Körpers zu entsenden.

Mit einem Wort, **Düfte sind Alleskönner**. Sie unterstützen das Leben. Der Mensch ist auf sie angewiesen. Je mehr farbenfrohe Nahrung und duftende ätherische Öle wir uns zuführen, desto mehr profitiert der ganze Körper davon.

Die Macht der Düfte, die das Abnehmen begünstigen

Folgende ätherische Öle, die wir in den Speisen oder Nahrungsergänzungen zu uns nehmen oder deren Duft wir einatmen, unterstützen die Verdauung, schützen und nähren die Bauchspeicheldrüse, halten die Blutzuckerwerte im Gleichgewicht und sorgen für Wohlbefinden:

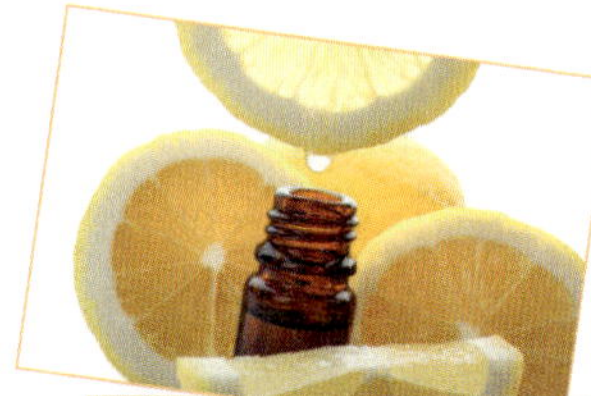

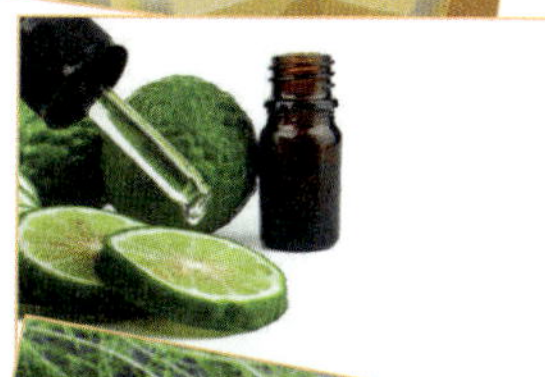

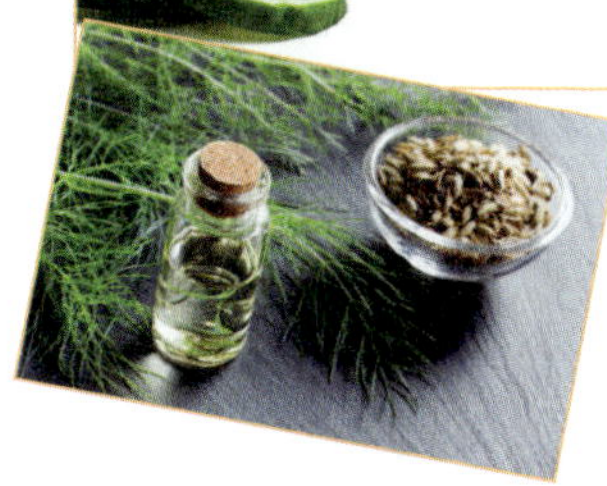

Zitrone – *Citrus limon*
Alle Zitrusöle sind wirksame Verdauungshilfen und unterstützen bei Übersäuerung. Das ätherische Zitronenöl fördert zusätzlich die Mikrozirkulation und stimuliert das Immunsystem. Zitronenöl wird bei Gewichtsproblemen gerne in einer Massageöl-Basis verdünnt in Problemzonen einmassiert und zur Stimulierung der Lymphtätigkeit in Wasser getrunken.

Bergamotte – *Citrus bergamia*
Das ätherische Öl der Bergamotte mit seinem leichten Zitrusaroma baut Stress ab und löst Ängste. Es ist bekannt als Aroma im Earl Grey Tee.

Fenchel – *Foeniculum vulgare*
Fenchel ist nach der Hl. Hildegard von Bingen das Kraut und Gemüse, das glücklich macht. Zudem erhöht Fenchelöl den Gallenfluss und unterstützt die Leber, Bauchspeicheldrüse und die Verdauung sowie die Enzymproduktion und den Hormonhaushalt. **Fenchel**, wie auch **Anis** und **Ingwer**, unterstützen die hilfreichen Darmbakterien, während sie für Parasiten eine unfreundliche Umgebung schaffen.

Wegen ihrer einzigartigen fettlösenden Eigenschaften können ätherische Öle bei der Entgiftung unterstützend tätig sein, etwa **Fenchel** mit **Immortelle** (Helichrysum). Bei einer Schwellung, die durch Kaliummangel verschlimmert werden kann, hilft Fenchel ebenso.

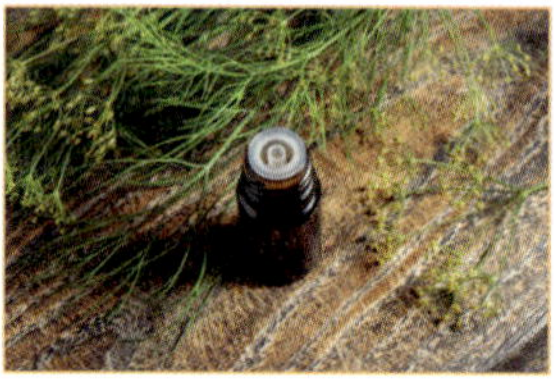

Dill – *Anethum graveolens*

Dill, neben **Fenchel, Ocotea, Koriander, Zimt, Zypresse, Nelke** und **Ingwer**, unterstützt, schützt und nährt die Bauchspeicheldrüse.[4] Das ätherische Öl aus Dillsamen (wie auch das ätherische Öl von **Grapefruit, Zitrone** und **Kümmel**) enthält den sekundären Pflanzenstoff d-Limonen, der den Stoffwechsel unterstützt.

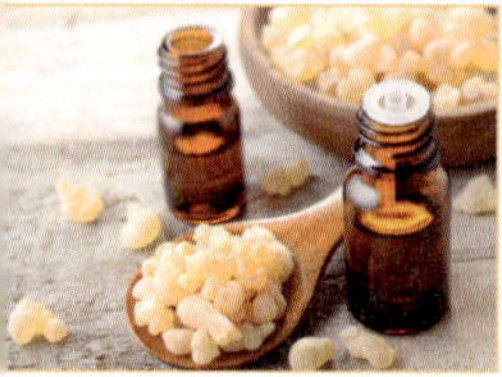

Weihrauch – *Boswellia carteri*

Weihrauch – *das älteste Heilmittel der Welt* – wurde in Krankenhäusern auf seine Wirkung hin getestet, nervöse Zustände zu verringern. Im *Beth Israel Medical Center* in New York gilt Weihrauch als das effizienteste Öl, um Unruhezustände zu verringern, und ersetzt sogar die Notwendigkeit für Morphium. Studien an der *Hebrew University* haben gezeigt, dass Weihrauch das stärkste Mittel ist, um Angstzustände und Depressionen zu verringern. Depressive Menschen essen gerne! Zur Abhilfe riecht man am Weihrauchfläschchen oder gönnt sich einen „Weihrauchtee“.

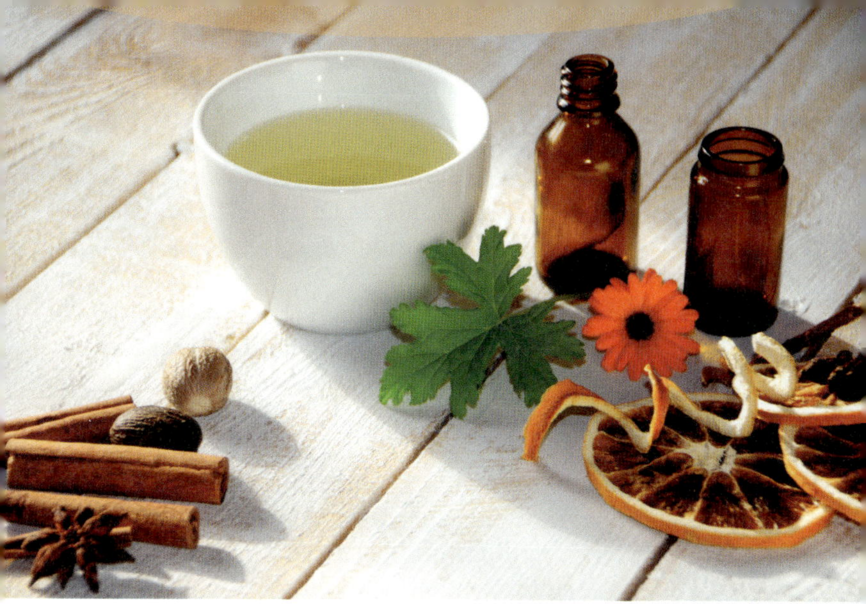

Ein köstlicher Tee zum Abnehmen

Man nimmt gute Teeblätter, zum Beispiel den berühmten Jade Oolong Tee aus den Teefeldern Taiwans, brüht ihn auf und lässt ihn ziehen (zirka ½ Liter). Dann setzt man je 1 Tropfen der ätherischen Öle von **Weihrauch, Zimt, Muskat** und **Vanille** zu. Die ätherischen Öle können, wenn sie mit den Teedämpfen eingeatmet oder getrunken werden, eine Wirkung entfalten, die den Blutzuckerspiegel ausgleicht und den Appetit zügelt.

Das Aroma des Weihrauchöls hebt die Stimmung. Zimt und Muskat beleben die Sinne; und Vanille schenkt den beruhigenden, lieblichen Duft des Friedens. Falls gewünscht, verfeinert man den Tee mit einem nährstoffreichen **Bio-Kakaopulver** und etwas **Stevia**.

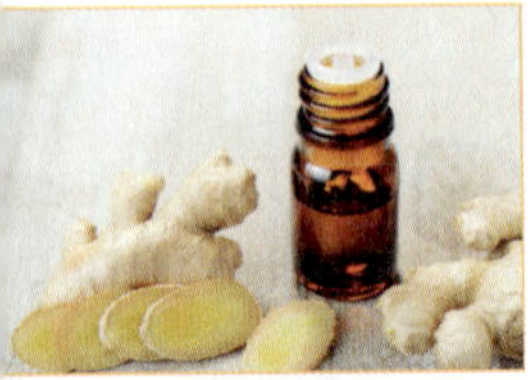

Ingwer – *Zingiber officinale*
Das ätherische Ingweröl ist wirksam für die Verdauung, als Magenschutz, bei Übelkeit und bei Entzündungen.

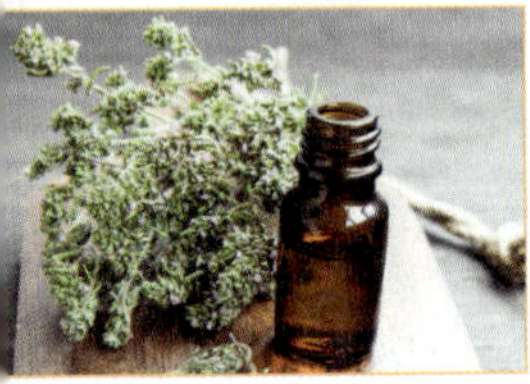

Thymian – *Thymus vulgaris*
Das ätherische Thymianöl ist höchst antimikrobiell und wird seit alters her auch zur Unterstützung des Verdauungssystems geschätzt.

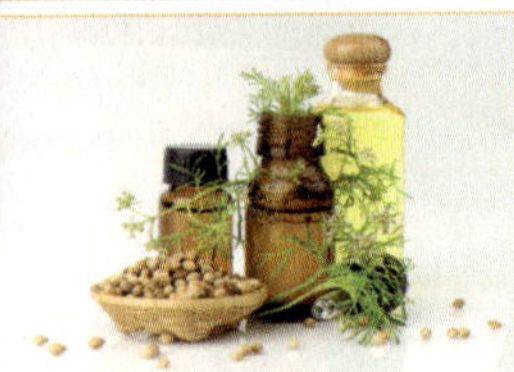

Koriander – *Coriandrum sativum*
Koriander wird aus den Samen der Pflanze destilliert und hat verdauungsfördernde und antioxidative Eigenschaften.

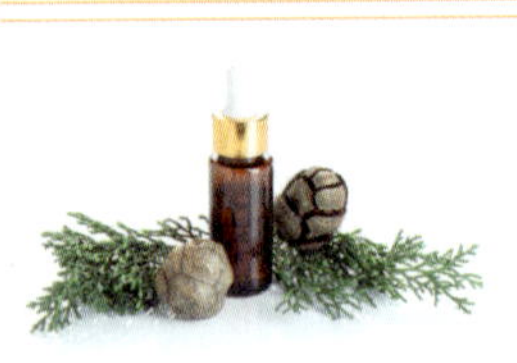

Zypresse – *Cupressus sempervirens*
Bei Übergewicht spielen oft auch Ödeme – Wasseransammlungen – eine unliebsame Rolle. Da hilft Zypressenöl, das den Kreislauf normalisiert, die Blutkapillaren stärkt und den Lymphfluss und damit die Entgiftung fördert. Der Duft der Zypresse schenkt dem Menschen zudem Erdung und Sicherheit.

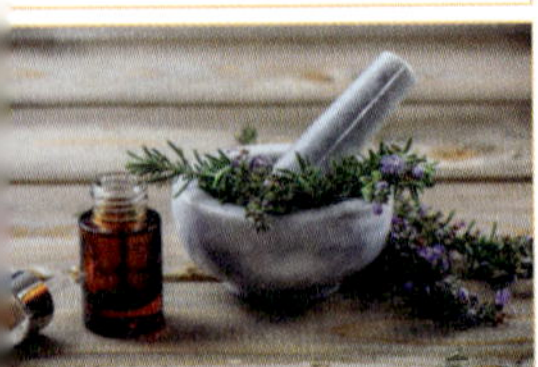

Rosmarin – *Rosmarinus officinalis*
Rosmarin, wie auch die **Zypresse**, unterstützt, schützt und nährt die Bauchspeicheldrüse, hält die Blutzuckerwerte im Gleichgewicht und schützt die Leber bei Stress. *Rosmarinus officinalis CT cineol* unterstützt das gesamte Drüsensystem und schafft für Pilze ein unfreundliches Milieu. Auch wird Rosmarinöl zur Auflösung von Nierensteinen im folgenden Rezept[5] eingesetzt:

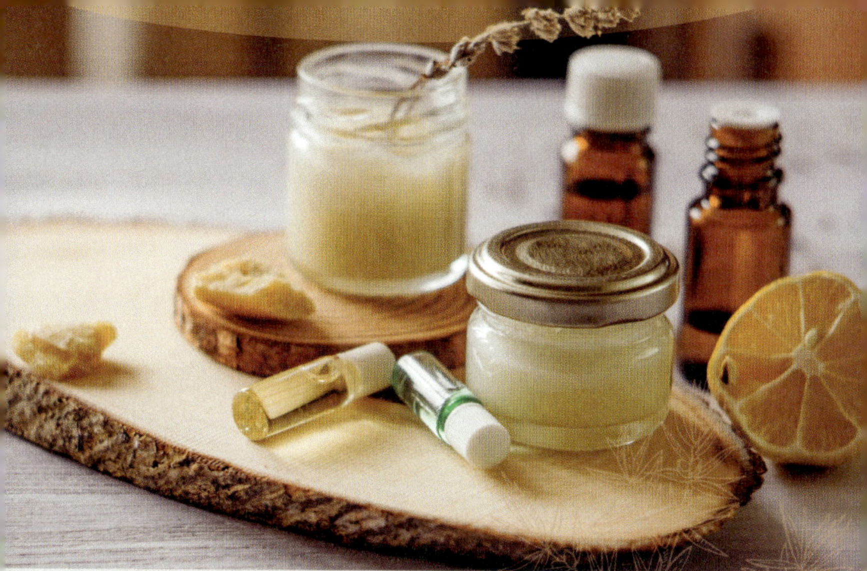

Nierensteintrank

- 5 Tropfen Rosmarin
- 5 Tropfen Geranie
- 5 Tropfen Wacholder
- 1 TL Bauer Agavennektar
- Saft von ½ Zitrone
- ¼ l warmes, destilliertes Wasser

Anleitung:

Die drei ätherischen Öle in Agavennektar (oder Honig) emulgieren, dann den Zitronensaft zugeben, mit ¼ l warmen Wasser gut verrühren und auf leeren Magen trinken. Das wird zwei- bis dreimal täglich gemacht, so lange bis der Stein sich gelöst hat.

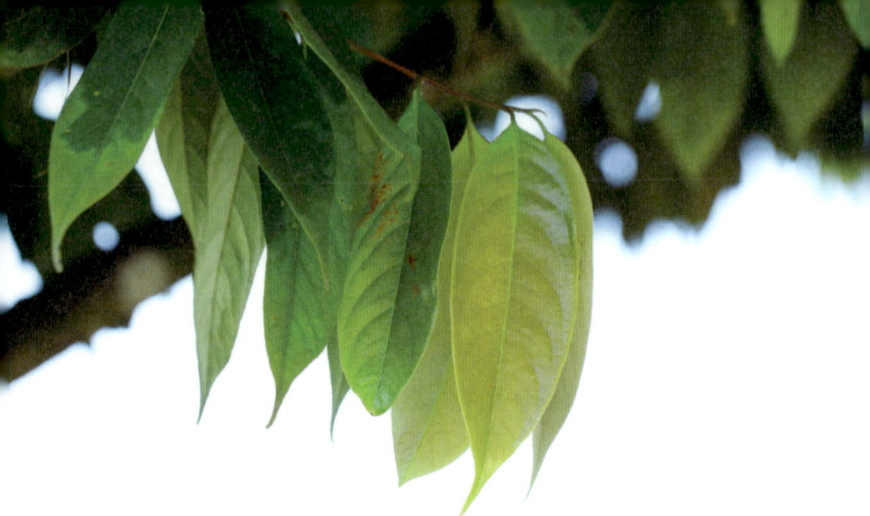

Ocotea – *Ocotea quixos*

Ocotea, das Wunder aus dem ecuadorianischen Regenwald, wird aus dem Stamm und den Blättern des Ocotea-Baumes gewonnen. Mit seinem milden, edlen, zimtähnlichen Duft enthält Ocotea den höchsten Anteil von α-Humulen, einem Wirkstoff, der die natürliche Reaktion des Körpers auf Entzündungen und Verletzungen unterstützt. Forschungsergebnisse zeigen, dass Ocotea erhebliche antioxidative, antibakterielle, antimykotische, verdauungsfördernde und entzündungshemmende Eigenschaften besitzt.[6]

- **Ocoteaöl**, aus Stamm und Blättern destilliert, unterstützt die Verdauung und senkt den Blutzuckerspiegel.
- **Ishpingo**, das Öl aus der Blüte des Ocotea-Baumes, das nach Zimt und Honig duftet, enthält eine Kombination von α-Terpinenen, β-Caryophyllenen und α-Humulenen, ist stark entzündungshemmend und beseitigt unliebsame Parasiten.

Zur Steigerung des Sättigungsgefühls nach Mahlzeiten:

- 1-3 Tropfen Ocotea auf die Zunge geben und schlucken. (Siehe die *Richtlinien zur sicheren Anwendung ätherischer Öle* im Anhang.)
- Oder man atmet den Duft direkt aus dem Fläschchen ein.

Studien belegen, dass diese Anwendung eine positive Wirkung bei der Kontrolle von Hungerattacken und Blutzuckerschwankungen hat.

TIPP:

Heißhunger: Ocotea unterstützt die Gewichtsabnahme und mindert das Verlangen nach Nahrung am Abend:

- Ein Tropfen Ocotea abends zu sich nehmen

Bei Stress steigen die Blutzuckerwerte an. Ocotea bringt die Werte wieder auf den Normalstand:

- Ein Tropfen unter die Zunge geben oder einfach nur aus dem Fläschchen riechen

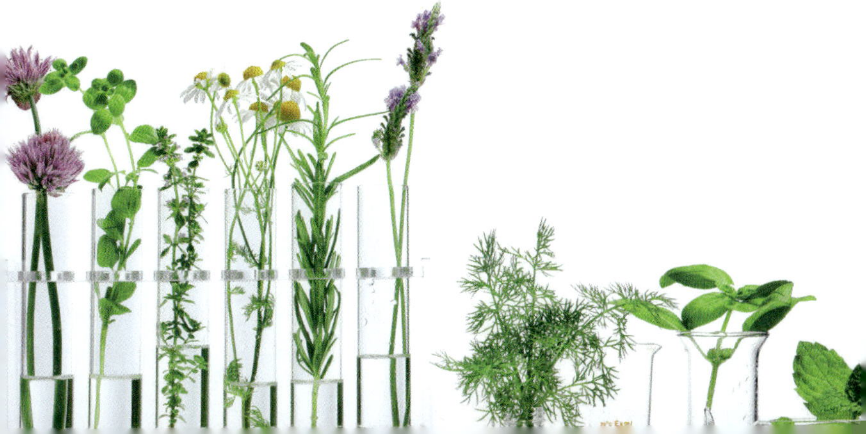

Wenn du zunehmen möchtest:

Lavendel – *Lavandula angustifolia*
„Der Duft von Lavendelöl mit seiner aktiven Komponente Linalool beeinflusst die autonomen Nerven, unterdrückt die Lipolyse durch eine histaminerge Reaktion und erhöht den Appetit und das Körpergewicht.“[7]

Stress begünstigt Heißhungerattacken. Lavendelöl lindert Stress und beruhigt.

Anwendung:

- Aromatherapie Inhalator
- Aroma-Diffuser
- Entspannende, beruhigende und angstlösende Massage

Lavendel:
Süß, sonnengereift, krautig
Entspannend, anregend
Das Öl der Kommunikation

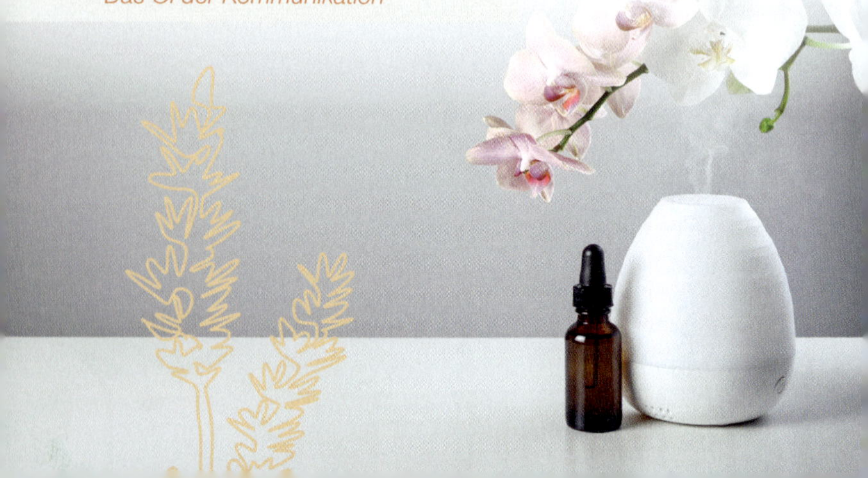

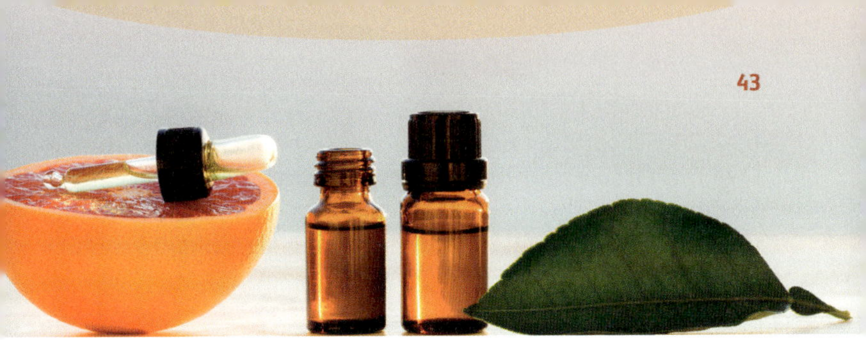

Was die Wissenschaft über Ätherische Öle und Abnehmen sagt

Grapefruit – *Citrus paradisi*
Das bloße Einatmen des Grapefruitöls beeinflusst die Nervenimpulse so stark, dass es zu einer Fettverbrennung und einer Verringerung des Appetits führt.[8]

Bei der äußerlichen Anwendung als Aromatherapie-Massage mit Grapefruitöl „nahm das subkutane Bauchfett und der Taillenumfang in der Versuchsgruppe im Vergleich zur Kontrollgruppe signifikant ab".[9] Diese Wirkung des Grapefruitöls machen wir uns in der Petrochemischen Entschlackungskur (siehe Kapitel *Rezepte*) zunutze.

Grapefruit ist ein natürlicher Appetitzügler, löst Fettdepots auf und fördert die Thermogenese, also die Verbrennung von Kalorien zur Erzeugung von Körperwärme. Laut dem Herzchirurgen Mehmet Oz kann allein der Duft von Grapefruitöl Gewicht und Appetit reduzieren. Die Wirkung könnte durch das Einwirken von Grapefruitöl auf die Leberenzyme verursacht sein.

Eine 2007er Studie zeigte, dass eine sechswöchige Bauchmassage mit Grapefruit- und Zypressenöl (in einer 3-prozentigen Lösung) eine Abnahme des Bauchfetts, des Taillenumfangs und der Cellulite zeitigte und mit einem signifikant erhöhten Selbstwertgefühl einherging.[10]

Anwendung:

- Als Massage das Grapefruitöl dem Massageöl beimischen und regelmäßig in die Problemzonen einreiben.
- Grapefruitöl vor und während der Mahlzeiten vernebeln.

Grapefruit:
Würzig und warm
Entgiftend und beruhigend
Das Öl der Freude und Zufriedenheit

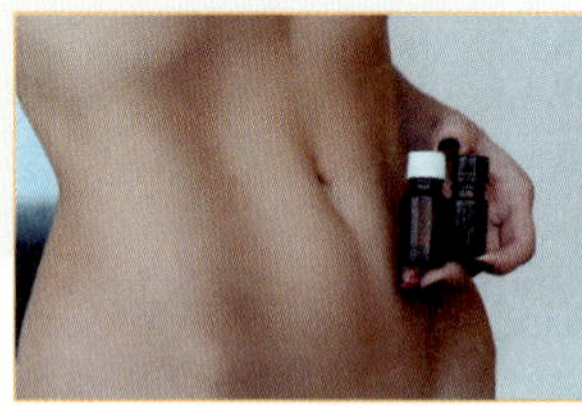

Limette – *Citrus aurantifolia*

Wissenschaftler stellten fest, dass ätherisches Limettenöl sowohl zur Gewichtsreduktion als auch zur Vorbeugung von Gewichtszunahme nach medikamentöser Behandlung beiträgt.[11]

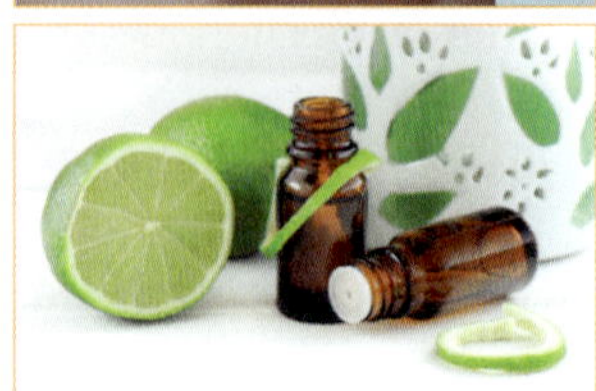

Anwendung:

- Man fügt Limettenöl Speisen bei.
- Verdünnt in Massageöl, wird Limettenöl zur Aroma-Massage verwendet.
- Das Öl wird im Aroma-Diffuser vernebelt.

Limette:
Süß und mild zitronenartig
Belebend und erfrischend
Das würzige Öl des Südens

Kardamom – *Elettaria cardamomum*

Dieses bekömmliche Verdauungsöl schützt vor Magen-Darm Problemen und Magengeschwüren.[12] Es ist ein starkes Antioxidans.

Anwendung:

- Man mischt einen Tropfen Kardamomöl ins Essen
- In eine Kapsel einen Tropfen des als Nahrungsergänzung gekennzeichneten Kardamomöls geben, mit reinem Pflanzenöl auffüllen und einnehmen.

Kardamom:
Weihnachtlich würzig
Warm und aromatisch
Eines der drei teuersten Öle der Welt

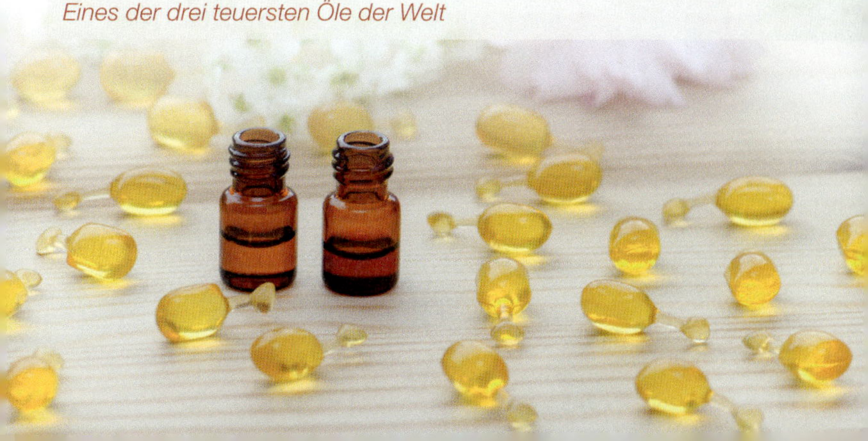

Kreuzkümmel – *Cuminum cyminum*
Als altes Hausmittel ist Kümmel für seine Wirkung bei Blähungen und Darmkrämpfen bekannt. Das ätherische Öl der Kümmelsamen ist bei Entzündungen und Diabetes wirksam.[13]

Anwendung:
- Als Nahrungsergänzung einen Tropfen Kümmelöl in Speisen oder Getränke einrühren
- Zur Aroma-Massage Kümmelöl in der Massage-Ölmischung verwenden

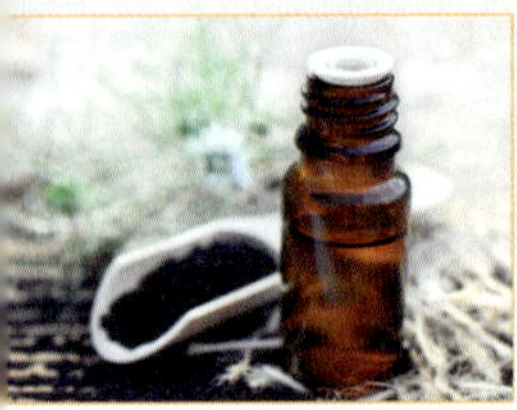

Kümmel:
Intensiv aromatisch
Beruhigend und entkrampfend
Die uralte Gewürz- und Heilpflanze

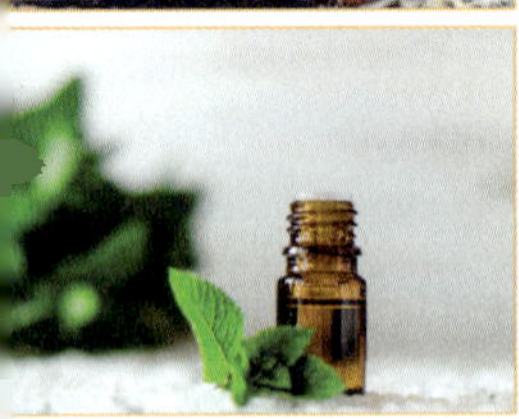

Pfefferminze – *Mentha piperita*
Neben ihrem erfrischenden Aroma ist Pfefferminze seit jeher als Verdauungshilfe beliebt. Sie unterstützt und entspannt den Darm. Forschung bestätigt, dass Pfefferminze, vor dem Essen inhaliert, den Appetit senkt und die Kalorienaufnahme beeinflusst.[14]

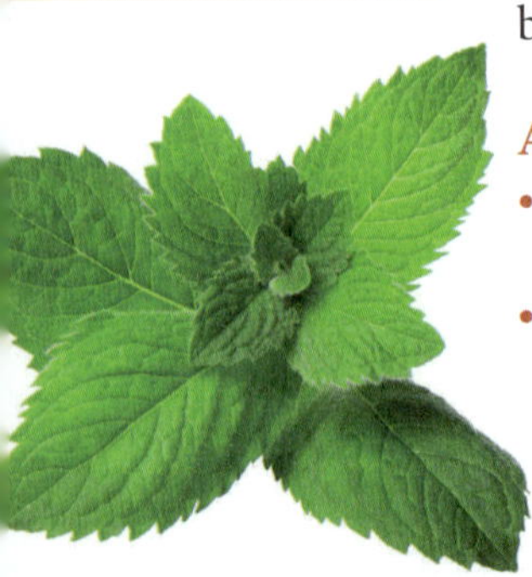

Anwendung:
- Vor dem Essen ein Tropfen Pfefferminzöl in Wasser trinken
- Im Aroma-Diffuser vernebeln oder aus dem Fläschchen riechen

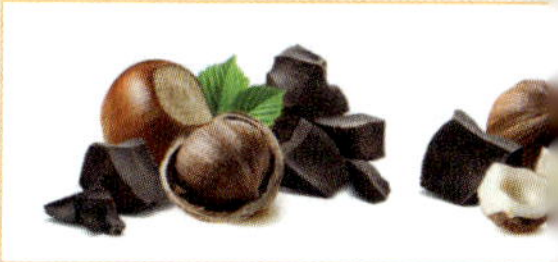

Gesunde Schokolade-Pfefferminz-„Bonbons“
Rohe Bio-Kakaonibs oder Bio-Kakaomasse (feinste Rohschokolade aus Peru[15]) über Wasserdampf schmelzen, etwas Stevia nach Geschmack einrühren und überkühlen lassen, einen Tropfen Pfefferminzöl unterrühren und Mandeln oder Nüsse damit glasieren oder als Schokoladenfondue mit frischen Früchten genießen. Lecker und gesund! Zum Abnehmen!

Schwarzer Pfeffer – *Piper nigrum*
Eine Studie aus dem Jahr 2018 belegt die appetit-hemmende Wirkung von schwarzem Pfeffer.[16]

Menschen, die mit dem Rauchen aufhören, nehmen oft stark an Gewicht zu. Das ätherische Öl von Pfeffer hilft bei jeder Art von Sucht.

Anwendung:

- Pfefferöl im Aroma-Diffuser vernebeln.
- Passt in jedes herzhafte Gericht!
- Zahnstocher ins Pfefferöl-Fläschchen stecken und daran kauen (Ess-Sucht).
- Aroma-Massageöl mit schwarzem Pfeffer

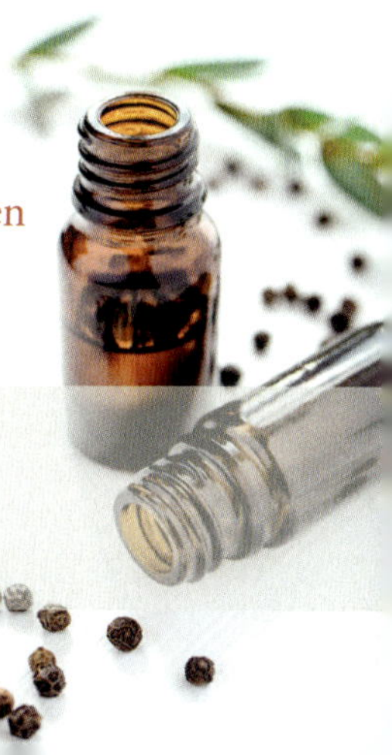

Schwarzer Pfeffer:
Frisch und würzig
Warm und beruhigend
Hippokrates erwähnte den Pfeffer bereits!

Zimt – *Cinnamomum verum*
Eine 2013er Studie zeigte die modifizierende Wirkung von Zimtöl auf die Blutzuckerwerte sowie einen gewissen Schutz der Bauchspeicheldrüse, das Organ der Insulinregulierung.[17] Ätherisches Zimtöl wirkt stark antimikrobiell und antioxidativ und ist ein heißes und anregendes Öl.

Anwendung:

- **Essen:** Ein Tropfen Zimtöl verdünnt in Speisen und Getränken zu sich nehmen
- **Massage:** Zimtöl stark verdünnt in Massageöl einmassieren

Zimt:
Exotisch und süß
Wärmend und inspirierend
Das Öl mit der Kraft des Feuers

Die Liste an wissenschaftlichen Forschungsarbeiten zur Wirksamkeit ätherischer Öle beim Abnehmen ließe sich beliebig fortsetzen. Für Interessierte empfehle ich die US-Datenbank *pubmed.gov*.

Alle Lebensmittel haben einen pflanzlichen Ursprung.

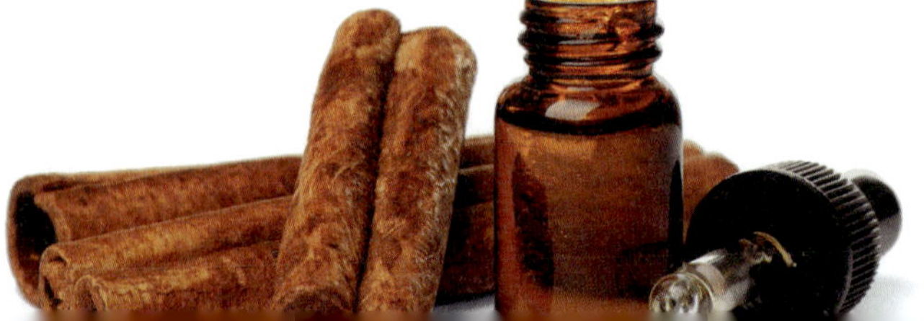

Ätherische Öle – das lebendige Urgedächtnis

Ätherische Öle sind seit Menschengedenken auf dieser Welt, denn sie wurden bereits in Pflanzen gebildet, die älter als die Menschheit sind. So besitzen ätherische Öle, diese lebendige Essenz der Pflanzen, ein Zellgedächtnis, das bis in die Urzeit zurückreicht und in Jahrmillionen viel gesehen und erlebt und alles sorgsam in seiner Zellerinnerung aufgezeichnet hat.

Es ist daher nicht verwunderlich, dass diese für uns lebensnotwendigen, „essenziellen" Öle eine Weisheit in sich tragen, die selbst der klügste Wissenschaftler in jahrzehntelangen Laborforschungen nie vollends ergründen kann. Pflanzen bilden ätherische Öle, die hunderte, oft tausende von chemischen Bestandteilen in fein aufeinander abgestimmter Form beinhalten und ihnen dadurch Duft und Wirkung verleihen.

Da wir Menschen ein Teil der Natur sind, erkennen wir ätherische Öle als unser eigen an. Wir riechen sie gerne, wir essen sie in Gemüse, Kräutern und Obst und nehmen sie bereitwillig in unseren Körper auf, um von ihnen genährt, gehegt und gepflegt zu werden sowie von ihren hilfreichen Wirkungen zu profitieren.

Warum synthetische Öle nicht den gewünschten Erfolg erbringen

Ätherische Öle, die in einem Labor synthetisch geklont, verändert und geschönt werden, sind für den Organismus Fremdkörper, die umgehend zu entsorgen sind. **Der Körper**

stößt synthetische Stoffe ab und schützt sich davor wie vor einem Einbrecher. Er verschiebt sie in körpereigene Müllhalden (Depots), weil täglich mehr davon hereinbrechen, denn ein von Menschenhand gemachter Stoff (wie synthetische Vitamine, Hormone oder Medikamente aller Art) ist mit gravierenden Nebenwirkungen behaftet (siehe Medikamentenbeipackzettel).

In der Natur spielen die chemischen Bestandteile einer Pflanze zusammen wie Instrumente in einem Orchester, das eine Symphonie erklingen lässt. Sie sind gegenseitig aufeinander angewiesen. Ein einziges Instrument im Orchester wäre kein Orchester. Es wäre unfähig, eine Symphonie aufzuführen. Das Fehlen der wichtigen Spieler – der ersten und zweiten Geige, der Bratsche, der Hörner und Trompeten – lässt sich in den Nebenwirkungen synthetischer Produkte immer wieder erkennen.

Es ist daher von größter Wichtigkeit, dass deine Nahrung, deine Nahrungsergänzungen und ätherischen Öle direkt aus der Natur kommen und biologisch angebaut wurden.

- Hole dir dein Vitamin C aus Zitrusfrüchten, anstatt synthetische Ascorbinsäure zu schlucken.
- Tanke das essenzielle Vitamin D aus der Sonne und nimm in der Winterzeit dieses Vitamin aus der Nahrung oder mittels einer natürlichen Nahrungsergänzung zu dir.
- Verwende ausschließlich hochwirksame ätherische Öle von einer Quelle, der du **100% vertraust.**

Mit Düften abnehmen

Bergamotte *Citrus bergamia*	Stress abbauend, Ängste lösend
Dill *Anethum graveolens*	Stoffwechsel unterstützend, Bauchspeicheldrüse schützend, nährend
Fenchel *Foeniculum vulgare*	Gallenfluss erhöhend, Leber, Bauchspeicheldrüse und Verdauung (gute Darmbakterien), Enzymproduktion und Hormonhaushalt unterstützend
Grapefruit *Citrus paradisi*	Fettverbrennung fördernd, Appetit zügelnd, Fettdepots auflösend, Verbrennung von Kalorien fördernd
Ingwer *Zingiber officinale*	Verdauungsfördernd, Magenschutz, Übelkeit, Entzündungen
Immortelle *Helichrysum italicum*	Gewebe regenerierend, Nährstoffversorgung der Zellen erhöhend, Leberzellen stimulierend, Lebergefäße reinigend
Limette *Citrus aurantifolia*	Gewicht reduzierend, Vorbeugend bei Gewichtszunahme nach medikamentöser Behandlung
Römische Kamille *Chamaemelum nobile*	Beruhigend auf Zellen wirkend, Leber entgiftend und stärkend
Kardamom *Elettaria cardamomum*	Verdauung unterstützend, schützt vor Magen-Darm Problemen inkl. Magengeschwüren
Koriander *Coriandrum sativum*	Verdauungsfördernd, Antioxidativ

Kreuzkümmel *Cuminum cyminum*	Blähungen und Darmkrämpfe, Diabetes, Entzündungen
Lavendel *Lavandula angustifolia*	Appetit fördernd, Gewichtszunahme
Ocotea *Ocotea quixos*	Entzündungshemmend, Verdauungsfördernd, Blutzuckerspiegel senkend
Pfefferminze *Mentha piperita*	Verdauungsfördernd, Appetit hemmend
Rosmarin *Rosmarinus officinalis*	Bauchspeicheldrüse schützend, nährend, Blutzuckerwerte ausgleichend, Leber bei Stress schützend
Schwarzer Pfeffer *Piper nigrum*	Appetit hemmend, bei Sucht lindernd
Thymian *Thymus vulgaris*	Antimikrobiell, Verdauungssystem unterstützend
Weihrauch *Boswellia carteri*	Beruhigend, angstlösend, Antidepressiv
Zimt *Cinnamomum verum*	Blutzuckerwerte ausgleichend, Bauchspeicheldrüse unterstützend
Zitrone *Citrus limon*	Verdauung unterstützend, bei Übersäuerung, Mikrozirkulation und Lymphsystem
Zypresse *Cupressus sempervirens*	Kreislauf unterstützend, Blutkapillaren stärkend, Lymphfluss und Entgiftung fördernd (Ödem)

Neun unbekannte Faktoren, die dein Idealgewicht sabotieren

„Krankheiten befallen uns nicht aus heiterem Himmel, sondern entwickeln sich aus täglichen Sünden wider die Natur. Wenn sich diese gehäuft haben, brechen sie unversehens hervor."
Hippokrates

Nr. 1 – Lebenswichtige Hormone arbeiten gegen dich

Wenn die Hormone verrückt spielen

Hormone wirken als chemische Botenstoffe, die vom Gehirn reguliert und von den verschiedenen endokrinen Drüsen in den Blutkreislauf abgegeben werden, um zu den Organen und Geweben des Körpers zu gelangen. „Fettgewebe ist eine besondere Form von Bindegewebe, welches nicht nur Kohlenhydrate speichert, sondern auch Hormone produziert, insbesondere Östrogene", sagt Heilpraktiker Rudolf Pieknik aus Passau. „Bereits eine leichte Zunahme oder Abnahme eines Hormons kann Körper, Emotionen und Geist ins Chaos stürzen."

Östrogendominanz

Östrogendominanz zeigt sich durch verstärkte Fetteinlagerung im Bereich um Gesäß und Oberschenkel. Da **Progesteron** (aus der wilden **Yamswurzel**) gegen Östrogendominanz wirkt, hat sich eine Einreibung mit natürlichem Progesteron sehr bewährt. Auch die folgenden Phytohormon wirksamen ätherischen Öle unterstützen:

Salbei, Muskatellersalbei, Fenchel, Majoran, Jasmin (Absolue) für die Frau.

Auch **Grapefruitöl** hilft fettabbauende Enzyme ins Gewebe zu bringen und Cellulite vorzubeugen. Zusätzlich unterstützend wirken **Zitronenöl, Zitronengrasöl** und **Zypressenöl**, welche die Entgiftung, das Lymphsystem und die Durchblutung anregen.

Insulin-Dominanz

Bei Insulin-Dominanz zeigt sich das unerwünschte Gewicht um die Körpermitte als sogenannter „Schwimmreifen".

Hier können etwa **Dillöl, Ocotea** und **Zimtöl** unterstützend auf den Stoffwechsel einwirken.

Die Schilddrüse

Als Energiedrüse im menschlichen Körper bekannt, produziert sie die Schilddrüsenhormone T3 und T4, die den Stoffwechsel des Körpers und andere lebenswichtige Funktionen wie Verdauung, Kreislauf, Immunfunktion, Hormonhaushalt und Emotionen steuern.

Bei einer Unterfunktion der Schilddrüse geht der Grundumsatz (Ruhe-Energiebedarf) des Körpers zurück. Man friert leichter, hat sprödes Haar und brüchige Fingernägel und nimmt ständig zu.

Hier können Öle wie **Zedernholz, Myrrhe, Myrthe** und eine hormonunterstützende Mischung etwa aus **Grüner Minze, Deutscher Kamille, Myrte, Geranie, Salbei** oder **Muskatnuss** unterstützen.

Als Nahrungsergänzung ist immer an **antioxidative Nahrung** zu denken und insbesondere bei der Schilddrüse an ein chlorophyllhaltiges Präparat.

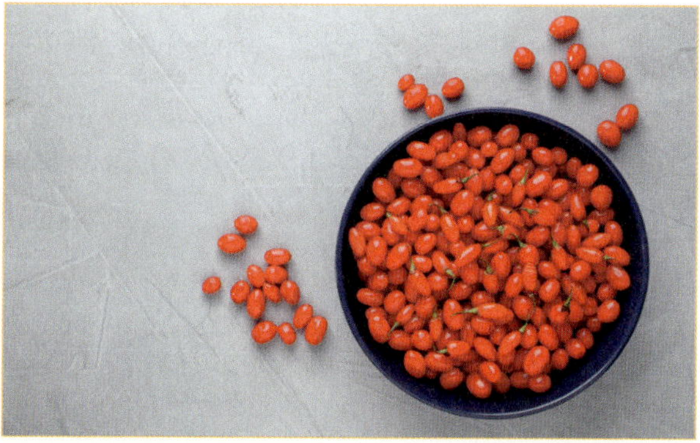

Die Gojibeere – eine antioxidative Superfrucht

Die Ningxia Wolfsbeere (*Lycium barbarum*) besteht zu 13,5% aus Protein und enthält:

- 67-mal mehr Thiamin (Vitamin B1) als brauner Reis
  2-mal mehr Niacin (Vitamin B3) als Hefe
  3-mal mehr Vitamin C als rohe Orangen
  5-mal mehr Kalzium als roher Blumenkohl
  2-mal mehr Beta-Karotin als roher Spinat

TIPP:

Solltest du einmal zu wenig Gemüse auf deinem Teller haben, greife als Ausgleich zu Ningxia Gojibeeren!

Hypophyse und Hypothalamus

Bei allen hormonellen Störungen, die **Übergewicht** verursachen, sind immer die Hypophyse und der Hypothalamus mit im Spiel. Der Hypothalamus ist die Steuerungszentrale für unseren Stoffwechsel und bestimmt wesentlich mit, wie viel Fett im Körper gespeichert wird. Er ist verantwortlich für den Kalorienausgleich, sodass der Körper idealerweise niemals zu dünn oder zu dick wird.

Durch Entzündungen im Hypothalamus ist der Informationsfluss gestört, und die durch ihn gesteuerten Körpersysteme – das Zentrale Nervensystem und das Hormonsystem – können ihre Aufgaben nicht mehr richtig wahrnehmen. Das führt unter anderem zu **Übergewicht** oder gar zu **Adipositas**. Der Hypothalamus ist heute bei vielen Menschen aus der Balance geraten.

Das ätherische **Zedernholzöl**, zum Beispiel, unterstützt die ordnungsgemäße Funktion von Hypothalamus und Zirbeldrüse und die planmäßige Freisetzung von Melatonin und fördert dadurch das Abnehmen.

> Ätherische Öle, die Hypophyse und Hypothalamus unterstützen, sind unter anderem:
> **Zedernholz, Sandelholz** und **Vetiver**

Wie die Umwelt unsere Hormone aus der Bahn wirft

Giftige Schadstoffe sind überall. Die toxische Belastung und die chemischen Auswirkungen auf das Gehirn – insbesondere auf die Zirbeldrüse im Zentrum des Gehirns, die auch das **Abnehmen** reguliert – ist erschreckend. Wir sind mehr Giftstoffen an einem einzigen Tag ausgesetzt als unsere Großeltern in ihrem ganzen Leben! Von den 80.000 Chemikalien, die kommerziell verwendet werden, erachtet die EPA (*Environmental Protection Agency*) 65.000 davon möglicherweise, wenn nicht definitiv, als schädlich für unsere Gesundheit!

Studien haben gezeigt, dass der durchschnittliche Erwachsene über zweihundert giftige und krebserregende Chemikalien in der Leber und in den Fettzellen im Körper gespeichert hat.

Gift Nr. 1 - Phthalate

Pthalate sind krankmachende chemische Stoffe in täglichen Gebrauchsgegenständen (Haushaltsreiniger, Kosmetika unter anderem). Sie unterbrechen die Hormonfunktionen, und die fehlgeleiteten Hormone werden zu **Xenoöstrogenen**. Es sind **„Anti-Hormone“**, die Östrogen nachahmen und den Körper in konstantem Hormonungleichgewicht halten.

Den wahren Grund, warum wir nicht abnehmen können, versteht man erst, wenn man weiß, was durch diese „Anti-Hormone“ mit unserem Gehirn und den Hormonen geschieht.

TIPP:

Ätherische Öle sind die besten Haushaltsreiniger, die Mutter Natur uns in die Hände legt! Verbanne noch heute alle neurotoxischen, hormonstörenden chemischen Reinigungsmittel aus deinem Umfeld!

Gift Nr. 2: Formaldehyd:

„Wahrscheinlich die gefährlichste Substanz auf dem Markt", sagt Dr. Samuel Epstein, ist das karzinogene Toxin Formaldehyd, das unter anderem in Pflege- und Kosmetikprodukten, Geschirrspülmitteln und als synthetische Duftstoffe vorkommt. Täglich ist eine von dreizehn Frauen einem bekannten oder vermuteten Humankarzinogen ausgesetzt![18]

Verwendest du Febreze™, ein Luftreiniger von Proctor & Gamble? Die *Environmental Working Group* hat siebenundachtzig Chemikalien allein in Febreze™ gefunden, obwohl die Firma nur drei davon offenlegt. Dieses Produkt enthält viele bekannte Hormonhemmer, Neurotoxine, Genotoxine und Karzinogene.

Gift Nr. 3: Triclosan:

Triclosan, der Wirkstoff in den meisten antibakteriellen Produkten, ist ein bekannter Endokrinhemmer, der Probleme mit der Schilddrüse macht, Krebs verursacht und zu Allergien und Asthma führen kann. Dieses Toxin ist so allgegenwärtig, dass laut einer Studie nahezu 75% aller Menschen in ihrem Urin positiv für Triclosan testen.[19]

Der **Hormonhemmer** Triclosan ahmt chemisch die Funktionen des Schilddrüsenhormons nach und bindet sich an die Hormon-Rezeptoren, die dadurch blockiert werden, sodass die normalen Hormonimpulse nicht durchkommen können.

Gift Nr. 4: Fluor:

Fluor ist ein weiteres häufiges Toxin, das Schilddrüsenschäden verursacht, die Zirbeldrüse verkalkt und unsere **Gewichtsabnahme** eisern blockiert.

Auswirkungen von Fluor-Vergiftung sind unter anderem **Gewichtszunahme**, Ödeme, Nierenerkrankungen, Haarausfall, Depression, Aggression, Schmerzen und vieles mehr. Fluor senkt sogar den IQ und scheint vergleichbar mit Blei, Quecksilber und anderen Giftstoffen zu sein.

Fluor ist allgegenwärtig im Wassersystem, in Zahnprodukten, fluorkontaminierten Lebensmitteln und verschreibungspflichtigen Medikamenten. Der Lipitor™ Website zufolge kann es zu schweren Muskelproblemen, Nierenversagen sowie Problemen mit der Leber, mit Ödemen, Sehnenproblemen, Gelbsucht, Übelkeit und Darmproblemen kommen.

Es ist also klar, dass an ein **Abnehmen** nicht zu denken ist, wenn unser Hormonsystem, das für das Idealgewicht verantwortlich ist, lahmgelegt wird. Alle unsere Bemühungen können nicht fruchten, wenn wir nicht zuerst unser Hormonsystem aus den Klauen der giftigen Umwelt befreien.

Folgende ätherische Öle helfen uns zu entgiften:
Ledum, Limette, Zitrone, Grapefruit, Selleriesamenöl, Immortelle (Helichrysum), Kardamom, Geranie, Karottensamenöl, Kamille

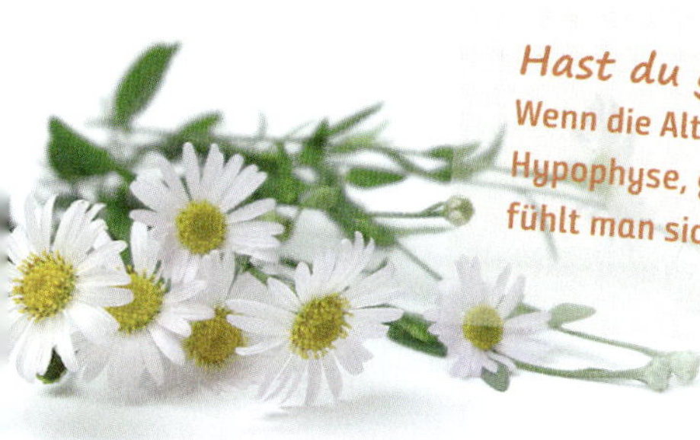

Hast du gewusst?

Wenn die Alterung der Drüsen, insbesondere der Hypophyse, gestoppt oder umgekehrt wird, fühlt man sich wieder jung.

Nr. 2 – Alltagsstress hält dein Wohlfühlgewicht gefangen

Stress macht dick!

Stress hat viele Namen: Aufregung, Ärger, Überforderung, Übermüdung, zu wenig Schlaf, ungesunde Ernährung oder Schock. Alle diese ungesunden Lebensweisen machen es dem Körper **unmöglich abzunehmen**. Bevor der Körper Fett verbrennt, muss er sich um das Überleben kümmern: Das Herz und den Blutdruck in Schach halten, das „Todeshormon" Cortisol, das unkontrollierte Mengen an Säuren ausschüttet, beschwichtigen, die Übersäuerung dämpfen, die Hormone heilen.

FAKT: Unter Stress kannst du niemals abnehmen.

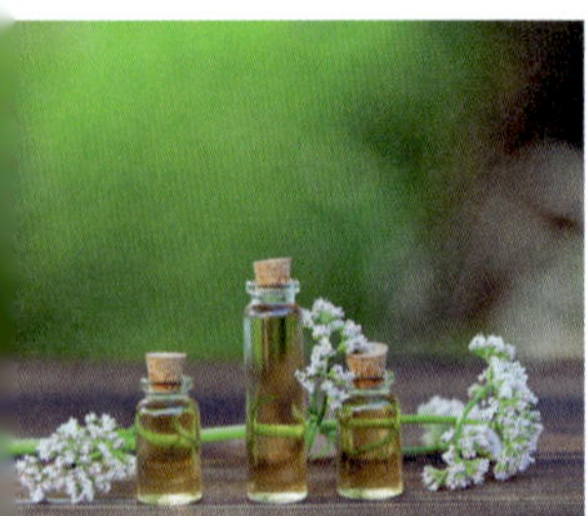

Beruhige dich, rieche an einem Ölfläschchen, das dir **Ruhe und Frieden** bringt und dir **Freude** macht. Höre gute Musik. Entspanne dich. Das Leben läuft dir schon nicht davon. Meditiere und mache einen Plan, wie du jede Art von Stress vermeiden kannst. **Dauerstress** ist verantwortlich für mindestens 70% aller chronischen Krankheiten!

Diese ätherischen Öle helfen bei Stress: Lavendel, Baldrian und **Zedernholz**

Nr. 3 – Deine Körperfülle als Schutzmantel

Willst du wirklich abnehmen oder brauchst du das Fett, um dich vor der kalten, grausamen Menschheit zu schützen? Vielleicht hast du ein weiches Herz und fühlst dich von äußeren Umständen bedrängt oder herabgesetzt. Deine Körperfülle schützt dich vor den spitzen Pfeilen der Neider, Kritiker und Ausbeuter. Worte können weh tun. Da ist ein „Panzer" ein willkommener Schutzwall.

Ist das bei dir der Fall, bedenke, dass du nicht dein Körper, nicht deine Gefühle und auch nicht dein Verstand bist. Du bist Seele, ein Funke Gottes, strahlend, mächtig und schön. Du *hast* Werkzeuge: Deinen Körper, deine Gefühle, deinen Verstand, aber du *bist* Seele – unsterblich – ein Funke der ewigen Liebe.

Hast du Menschen um dich, die dich nicht achten, oder Umstände, die dir nicht würdig sind, versuche, etwas zu ändern. Gefällt dir deine gegenwärtige Situation nicht, dann mache einen Schritt auf etwas anderes zu. **Abnehmen** beginnt in deinem Kopf. Die Bereitschaft, sich selbst anzunehmen und das Leben in die eigene Hand zu nehmen, ist der erste Schritt zum Abnehmen.

Dabei unterstützen uns **ätherische Öle** besonders hilfreich, denn sie heben unser Selbstwertgefühl, lassen uns mutig unsere Ziele verfolgen und helfen uns mit Motivation und Energie, um unsere Zukunft zu gestalten. Und das alles, wenn wir nur an einem Ölfläschchen riechen, zum Beispiel:

Für Mut und Selbstvertrauen:
Weihrauch, Fichte, Rosenholz

Um alte Verletzungen und auch Gewicht loszulassen:
Ylang Ylang, Geranie, Sandelholz

Um Nein sagen zu können:
Bergamotte, Rose, Myrrhe

Um optimistisch in die Zukunft zu gehen:
Orange, Jasmin (Absolue), Wacholder

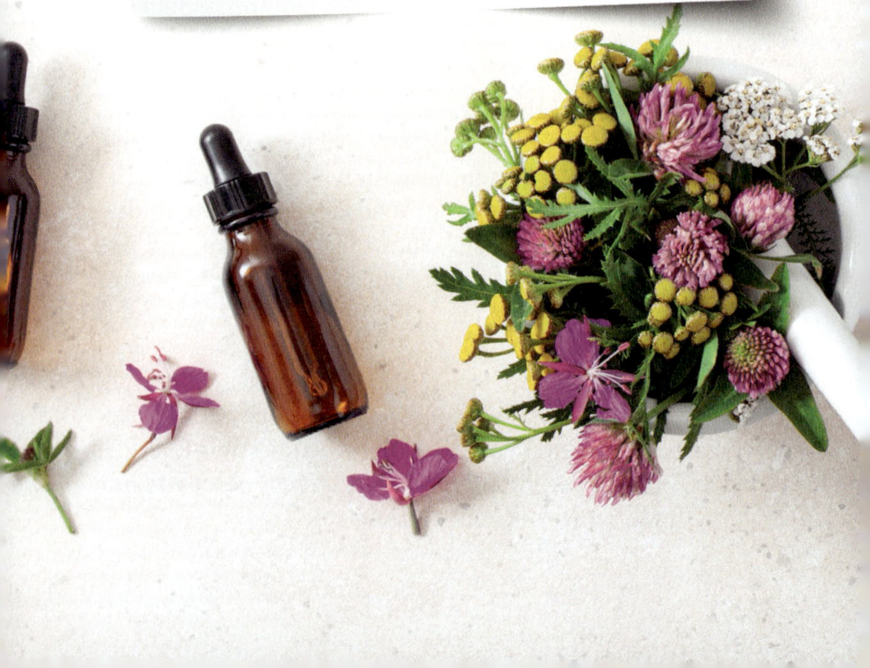

Nr. 4 – Süchtig nach Süßem

Bei **nährstoffarmer Ernährung** greift so mancher nach Zucker für mehr Energie. Aber es könnte auch eine **Pilzerkrankung** (z.B. *Candida albicans*) im Spiel sein, denn die Pilze leben von Zucker und senden Stoffe aus, die nach Zucker süchtig machen.

Hier ist es wichtig, eine längere Zeit hindurch auf Zucker und andere isolierte Kohlenhydrate (Brot, Nudeln etc.) zu verzichten. Man sollte **basische Nahrungsmittel** (Gemüse, Obst, Kräuter, Keimlinge, Samen, Nüsse, Pilze) konsumieren. Als Zuckerersatz kann Birkenzucker (Xylitol) verwendet werden.

Viele ätherische Öle besitzen pilzhemmende Eigenschaften, einige davon sind:
Zitrone, Teebaumöl *(Melaleuca alternifolia)* oder **Thymian**

TIPP:
Bei Sucht nach Süßem und Heißhungerattacken (oder anderen Süchten) kaue einen Zahnstocher, der mit **schwarzem Pfefferöl** benetzt ist.

Bei Heißhunger greifen wir oft nach Schokolade. Die Kakaobohne enthält viel **Magnesium**, das an 300 verschiedenen Stoffwechselprozessen beteiligt ist. Stressgeplagte Menschen haben fast immer einen Magnesiummangel und greifen daher instinktiv zu Schokolade.

Magnesium gegen Stress:

- Ein „Magnesiumbad“ mit Bittersalz entstresst.
- Bioschokolade (ohne „Zucker“) ist gesund, denn sie enthält viele Nährstoffe!

Roh-Kakaopulver enthält wertvolle Inhaltsstoffe:

Proteine, Ballaststoffe, Magnesium, Kalzium, Eisen, Mangan, Phosphor, Zink, Kupfer, Kalium, essenzielle Omega-6 Fettsäuren und Theobromin. Roh-Schokolade ist gesund.[20]

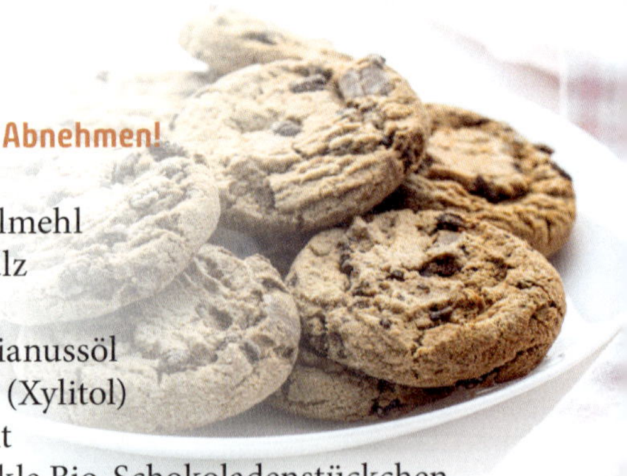

Schokoladenkekse zum Abnehmen!

Zutaten:

- 1 ½ Tassen Mandelmehl
- ½ TL Himalaya-Salz
- ½ TL Backpulver
- ½ Tasse Macadamianussöl
- 3 TL Birkenzucker (Xylitol)
- 1 EL Vanilleextrakt
- ½ Tasse 100% dunkle Bio-Schokoladenstückchen
- 1-2 Tropfen eines ätherischen Öls nach Wahl: Orange, Zitrone, Pfeffermine

Anleitung:

Trockene Zutaten in einer großen Schüssel, flüssige Zutaten in einer kleineren Schüssel verrühren und beide zusammenmischen. Kugeln formen und auf ein mit Pergamentpapier ausgelegtes Backblech drücken. Etwa sieben bis zehn Minuten bei 180° backen.

Nr. 5 – Liebgewonnene Essgewohnheiten werden zur Falle

Du liebst Brot, Mayonnaise oder Pudding? Mache deine Lieblingsspeisen zu Fettverbrennern, die dir zum Idealgewicht verhelfen! Es kommt alles auf die **„richtigen“ Zutaten** an! Eine Sammlung meiner Lieblingsrezepte findest du hier.[21]

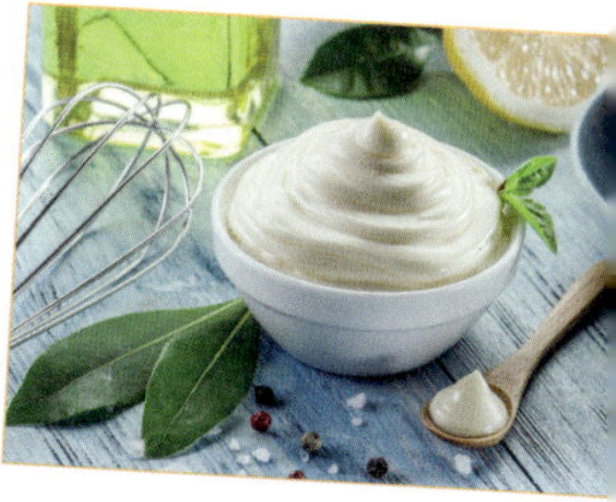

Die selbstgemachte Mayonnaise

Zutaten: für zwei Tassen

- 3 Eigelb
- Saft ½ Zitrone
- 1 ⅓ Tassen Macadamianussöl
- 1 Tropfen Pfefferöl
- 1 Prise Salz

Anleitung:

In die Küchenmaschine gibt man Eigelb und Zitronensaft, Pfefferöl und Salz, schaltet das Gerät ein und fügt das Öl tropfenweise, langsam, unter ständigem Rühren bei, bis zur gewünschten Konsistenz. Der nicht sofort verwendete Teil der Mayonnaise hält sich ein paar Tage lang im Kühlschrank.

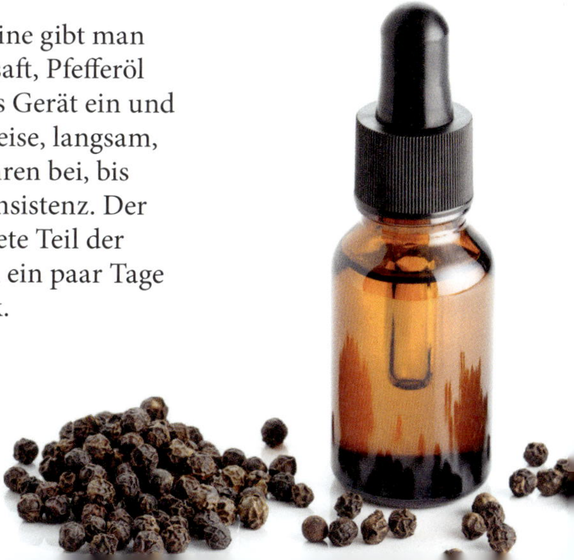

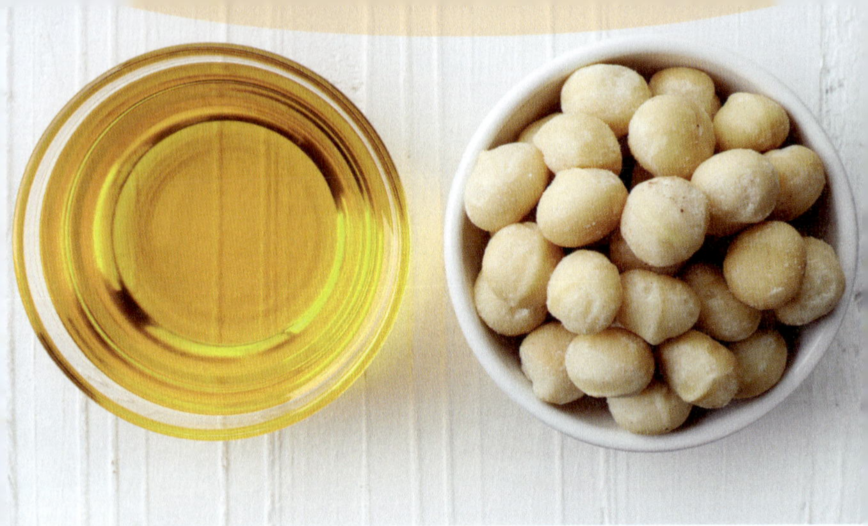

Die Wundernahrung Macadamianussöl

- Reich an ungesättigten Fettsäuren
- Enthält u.a. Kalzium, Phosphor, Eisen, Natrium, Vitamin B und Vitamin E.
- Unterstützt das Herz-Kreislaufsystem.
- Beugt Cholesterin vor.
- Bietet Zellschutz.
- Fördert den Stoffwechsel.
- Kalzium und Phosphor unterstützen das Knochengerüst.
- Bei trockener Haut ist das Öl in der Kosmetik beliebt.

TIPP:

Bio-Macadamianussöl und andere Bio-Öle sowie glutenfreie Mehle kaufe ich bei der fast hundert Jahre alten Ölmühle Fandler.[22]

Nr. 6 – Ich esse weniger und habe trotzdem mehr Gewicht?

Das liegt oftmals an einem niedrigen Grundumsatz und einem Zuviel an Kälte. Menschen, die abnehmen wollen, essen oft viel Salat und andere Gemüse, die nach der Traditionellen Chinesischen Medizin (TCM) kühlend wirken. Dadurch wird der Stoffwechsel immer weniger aktiv und friert praktisch ein.

TIPP:

Ingwer und Zimt heizen ein.

Als Gegenmaßnahme ist hier wichtig, immer warm zu essen und zu trinken. Man kocht das Essen mit Kräutern, die wärmend wirken, wie **Ingwer, Anis, Zimt** oder **Kardamom**.

Warme Fußbäder mit **Ingwer-** und **Wintergrünöl** wärmen auf. Das Einreiben der Füße mit Wintergrünöl nach dem Fußbad sorgt für anhaltende Wärme. Auch **Oregano** ist ein „heißes“ Öl.

Man reibt morgens und abends den Bauchnabel mit einem Tropfen **schwarzen Pfeffer**, verdünnt in reinem Pflanzenöl, ein.

Der Stoffwechsel kann mit Massagen angeregt werden. Heiße Öle wie **Oregano, Thymian, Majoran** oder **Salbei** werden in reichlich Massageöl verdünnt verwendet.

Nr. 7 – Der „hässliche Entlein" Mythos

Wenn du in den Spiegel schaust und dich nicht liebenswert findest, denke daran:

> **„Sie sind Seele, und die Seele ist wie ein Gemälde, das Gott gemalt hat. Jedes Gemälde ist von wunderbarer Einzigartigkeit, und Gott ist in jedem von uns vorhanden. Die Seele ist ein Ausdruck Gottes. Bei jedem Einzelnen von uns tat Gott sein Bestes, als er uns schuf, denn es liegt nicht in der Natur Gottes, ein schäbiges Kunstwerk hervorzubringen."**
>
> *Spirituelle Weisheit zu Beziehungen, Harold Klemp*

Meist sind seelische Konflikte im Spiel, die dich vor deiner Größe zurückscheuen lassen. Da helfen duftende ätherische Öle wie:

Rose, Geranie und **Ylang Ylang**
Rieche dankbar daran, und lasse dich von ihren Düften in den Himmel tragen. Dort siehst du dich im Spiegel der Wahrheit. Erkenne, wer du wirklich bist.

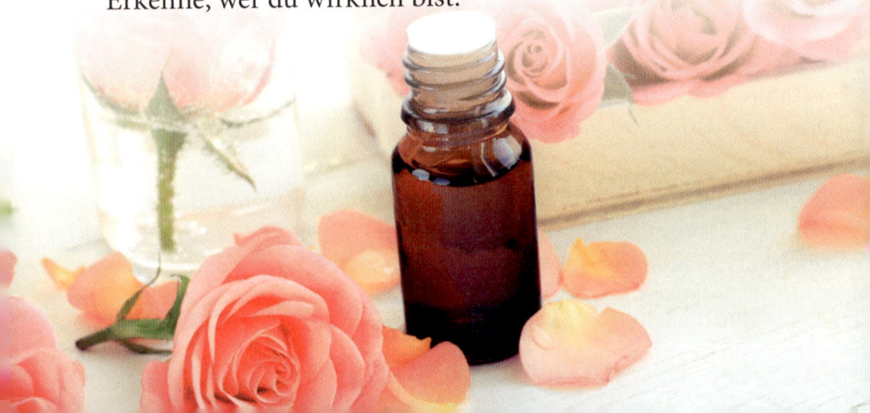

Nr. 8 – Seit der Einnahme bestimmter Medikamente nehme ich ständig zu!

Hier solltest du mit deinem Therapeuten Rücksprache halten, um zu erfahren, ob deine Medikamente eine Gewichtszunahme begünstigen. Insbesondere künstliche Hormone, die Östrogen und Progesteron enthalten, haben oftmals als Nebenwirkung erhöhte **Wassereinlagerung** und **Gewichtszunahme** zur Folge. Auch Cortison führt zu einer erhöhten Aufschwemmung.

Psychopharmaka, Cholesterinsenker, Blutdruckmittel, Antiallergika und Säurehemmer können die Umwandlung der Schilddrüsenhormone Thyroxin in Trijodthyronin behindern und dadurch den Stoffwechsel verlangsamen. Zu dieser Umwandlung braucht der Körper **Coenzym Q10**.

- Eine gute Nahrungsergänzung mit Coenzym **Q10** und **Omega-3 Fettsäuren**, angereichert mit **ätherischen Ölen** zur raschen Aufnahme ins Blut, ist hier hilfreich.

Nr. 9 – Trotz Workout nehme ich nicht ab

„Experten“ lehren, dass anstrengendes Training Kalorien verbrennt und du dadurch **Gewicht** abnimmst. Eine vom *Journal of Strength and Conditioning Research* durchgeführte Studie ergab allerdings, dass „Training bei Frauen normalerweise nur zu einem minimalen Fettabbau führt“.

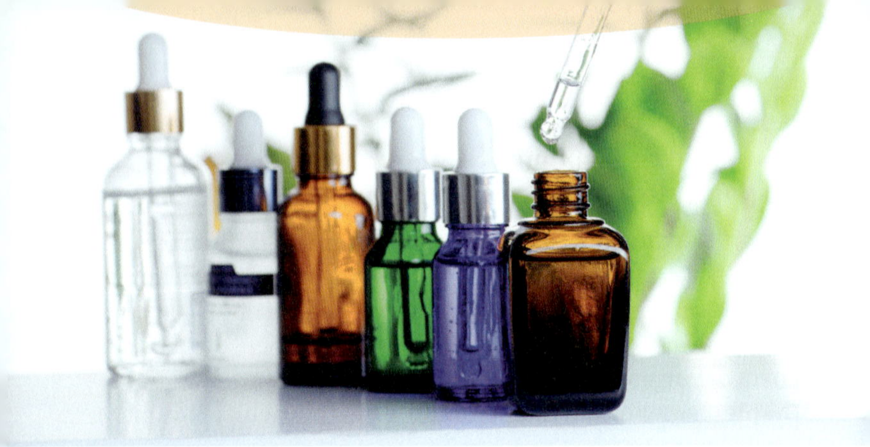

Das *TIME Magazine* schreibt: „Führende Forscher sind sich schließlich einig, dass Sport, obwohl er für die Gesundheit von entscheidender Bedeutung ist, keine besonders zuverlässige Methode ist, um Körperfett langfristig abzubauen."

Dein Grundumsatz bestimmt, wie viele Kalorien dein Körper verbrennt, selbst wenn du nur sitzt.

Nach Angaben von Forschern der *Harvard Medical School* wird der größte Teil dieser Energie für das Denken aufgewendet. Der Grundumsatz wird durch deine Hormone beeinflusst.

Mache **Spaziergänge**. Besorge dir ein **Trampolin**. Lasse deinen Körper in **sanften Bewegungen** mit der Musik fließen.[23] Du kannst es dir jetzt vielleicht noch gar nicht vorstellen, aber bald wird dein Körper ganz von selbst mehr Lust auf Bewegung haben!

Gesunde Ernährung

„Man soll dem Leib etwas Gutes bieten,
damit die Seele Lust hat, darin zu wohnen."
Winston Churchill

Voraussetzung: Ein gesunder Darm

Eine gute Verdauung ist für alle Körperfunktionen wichtig, denn der Darm stellt sicher, dass der Körper die Nährstoffe aus der Nahrung, die wir zum Leben brauchen, aufnehmen und verwerten kann. Ohne Nährstoffaufnahme verhungern wir vor vollen Tellern. Zudem dient ein gesunder Darm als Barriere gegen schädliche Bakterien und Eindringlinge.

Etwa 70% unseres **Immunsystems sitzt im Darm**. Wir haben das spezialisierte enterische Nervensystem im Darm mit über 100 Millionen Nervenzellen, die Informationen über das allgemeine Wohlbefinden des Körpers an das Gehirn senden.

Auch der Tod sitzt im Darm

Hippokrates, der Begründer der modernen Medizin, lehrte, dass alle Krankheiten im Darm sitzen. Heute ist diese Erkenntnis zutreffender denn je; denn wir haben in unseren modernen vorgefertigten, abgepackten Nahrungsmitteln so viele synthetische Zusatzstoffe, künstliche Aroma-, Farb- und Süßstoffe sowie Konservierungsmittel – Gifte, mit denen der Darm fertigwerden muss. Zudem fehlen lebenswichtige Mikronährstoffe in der Nahrung, verursacht durch moderne landwirtschaftliche Praktiken.

Die wirksamste Methode, Ablagerungen im Darm zu beseitigen, ist wohl die Einnahme von hochwirksamen natürlichen Nahrungsergänzungen, um gezielt eine Synergie von Nährstoffen aus der Natur zuzuführen.

ACHTUNG:
Vor hochdosierten „synthetischen“ Nahrungsergänzungen aus isolierten Substanzen wird dringend abgeraten.

Nahrungsergänzungen zur Darmreinigung

Die folgenden Nahrungsergänzungen legen den Grundstein für einen gesunden Darm. Beachte, dass diese Nahrungsergänzungen umso schneller und gezielter wirken, wenn man dazu noch **ätherische Öle als „Transportmittel“** zu Hilfe nimmt!

Enzyme – Bausteine des Lebens

Verdauungsenzyme sind entscheidend für die Aufschlüsselung und Freisetzung von Nährstoffen aus unseren Lebensmitteln. Sie sind außerdem für **jede chemische Reaktion** in unserem Körper verantwortlich! Enzyme ermöglichen es den Zellen, Moleküle schnell auf- und abzubauen, und sind Biokatalysatoren für Vitamine, Mineralien und Hormone. Verdauungsenzyme sind überall vorhanden, im Mund, im Magen-Darm-Trakt sowie in der Bauchspeicheldrüse.

Unsere Nahrung, vor allem verarbeitete und gekochte Lebensmittel wie auch Rohkost, verbraucht unseren körpereigenen Enzymvorrat. Mit dem Alter sinkt der Enzymspiegel zusätzlich. Es heißt: ***„Wir sind so alt wie unsere Enzyme.“*** Daher ist es im Alter umso wichtiger, Nahrungsergänzungen zu sich zu nehmen.

Wenn wir nicht genügend Enzyme in unserem Körper produzieren, gibt es eine Vielzahl von Problemen: Verdauungsprobleme, Mangelernährung sowie Allergien, Hautausschläge, Gelenksbeschwerden oder Benommenheit.

Enzymreiche Nahrungsmittel sind rohes Gemüse und Obst, rohe Samen, alle Nüsse (nicht geröstet), Kräuter und rohe Gemüse- oder Fruchtsäfte (mit ⅓ Wasser verdünnt).

Es gibt viele verschiedene Arten von Enzymen, und ein ideales **Enzympräparat** sollte eine breite Palette an Verdauungsenzymen beinhalten.

TIPP:

Kümmelsamenöl hilft bei der Produktion von Enzymen und unterstützt die Verdauung, ebenso **Anis** und **Fenchel**. Einfach einen Tropfen in deine Gemüse- und Fleischspeisen sowie in Soßen und Salatmarinaden einrühren und genießen!

Enzyme bestimmen, wie lange du lebst!

FAKT:

Je mehr Enzyme du mit der Nahrung erhältst, desto länger und gesünder lebst du. Das Auffüllen von Enzymen erfolgt durch den Verzehr von ganzen, unverarbeiteten Lebensmitteln.

Wenn wir enzymarme Nahrung zu uns nehmen, nimmt unser Körper Stoffwechselenzyme aus anderen Körperteilen auf und verwendet sie, um Nahrung zu verdauen. Diese Enzyme werden jedoch für das reibungslose Funktionieren der Organe und Systeme des Körpers benötigt. Je mehr wir uns auf Enzyme aus diesen Organen verlassen, um Nahrung zu verdauen, desto mehr gefährden wir unsere Gesundheit.

Mit zunehmendem Enzymmangel altern wir schneller. Tests haben gezeigt, dass eine 70-jährige Person nur etwa die Hälfte des Enzymspiegels einer 20-jährigen aufweist.

Enzyme sind das Werkzeug zum Leben. Der gesamte Lebenszyklus ist von der Enzymaktivität abhängig. Ohne Enzyme sterben wir. Sie sind so wichtig für unsere Gesundheit und unser Wohlbefinden, dass nicht einmal Vitamine, Mineralien oder Hormone ohne sie auskommen.

TIPP:

Eine wenig bekannte Tatsache ist, dass die regelmäßige Verwendung von Verdauungsenzymen zu den Mahlzeiten häufig überflüssige Pfunde abwirft.

Menschen, die entweder übergewichtig oder untergewichtig sind, leiden häufig an einem Mangel an Enzymen.

Warum müssen wir Enzyme in der Nahrung ergänzen?

In einer Studie von Dr. Radwan Farag von der *Universität Kairo* wurde entdeckt, dass …

- Nur zwei Sekunden Mikrowellenenergie alle Enzyme in einem Lebensmittel zerstören.
- Drei Minuten kochen in kochendem Wasser die Enzyme zerstören.
- Pasteurisierung 80% bis 95% zerstört.
- Das Backen, Braten, Schmoren und Einmachen Enzyme zu 100% zerstört.

Enzyme sind für die Gesundheit und Langlebigkeit **unerlässlich**.

Lösliche und unlösliche Ballaststoffe zur Reinigung

Eine Mischung aus löslichen und unlöslichen Ballaststoffen (Kleie) sollte bei einer Darmreinigung nicht fehlen. Lösliche Faserstoffe nehmen Wasser auf und bilden die Stuhlmasse. Die unlösliche Kleie wirkt wie eine Borstenbürste, die den Darm scheuert und dabei hilft, Abfallmaterial aus dem Darm zu entfernen. Solche Ballaststoffe können, besonders bei einer Darmreinigung, auch als Nahrungsergänzung eingenommen werden, wenn wir zu wenig davon mit der Nahrung aufnehmen.

Ballaststoffreiche Kohlenhydrat-Ernährung

Gemüse: Blumenkohl, Brokkoli, Grünkohl, Rosenkohl, Rotkohl, Weißkohl, Wirsing, Möhren und Fenchel
Trockenfrüchte: Datteln, Feigen, Pflaumen, Aprikosen

Zwei „exotische" Darmreiniger

Der **Zunderschwamm** und eine **fermentierte Grapefruitart** (Pomelo) sind hochwirksame Darmreiniger.

Der Alleskönner Zunderschwamm

Dieser **Vital- und Baumpilz** (*Fomes fomentarius*) befreit den Darm von Hefepilzen, bindet Schwermetalle, reguliert den Cholesterinspiegel, entgiftet die Leber, bindet freie Radikale, hemmt die Fettablagerung, stärkt das Immunsystem und vieles mehr.[24]

> „Der größte Dienst, den du einem Land erweisen kannst,
> ist, ein neues nützliches Nahrungsmittel
> in seine Kultur einzuführen."
> *Thomas Jefferson*

Pomelo – Der FETTKILLER aus der TCM

Die alten Chinesen liebten fermentierte Pampelmusen oder **Pomelos** (*Citrus maxima* - „die größte Zitrone", auch *Citrus grandis* genannt), die wie ein Balsam als innere Reinigung und zur effektiven Fettverbrennung genutzt wurden. Reich an **ätherischen Ölen**, Enzymen, Mikroorganismen, Vitaminen und wichtigen Bitterstoffen, schmecken diese Früchte, die wie Pralinen aussehen, köstlich. Doch ihre Wirkung ist unübertroffen!

Mit nur einer Frucht am Tag führst du deinem Darm so viele Mikroorganismen und Probiotika zu wie in 50.000 Bechern Joghurt enthalten sind!

Leidest du unter **Verstopfung**? Dann wirst du bei dieser fermentierten Pampelmuse deine Wunder erleben! Beginne mit ½ Frucht. Sie wirkt![25]

Bauchkrämpfe, Darmkrämpfe

Sollte dein Darm gegen die Reinigung rebellieren, hilf dir mit **Zitronenöl**.

Anwendung:
Nimm zehn Minuten lang jede Minute einen Tropfen Zitronenöl zu dir. Falls die Schmerzen nicht schon längst verschwunden sind, nimm eine Stunde lang alle zehn Minuten einen Tropfen Zitronenöl zu dir. Du wirst merken, dass bereits nach kurzer Zeit Ruhe im Darm einkehrt.

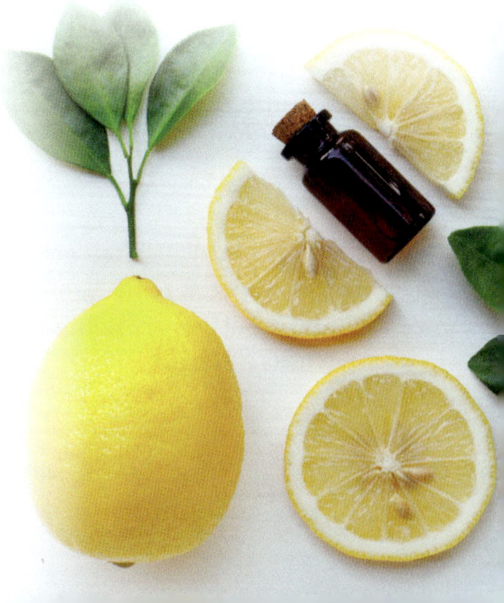

Ätherische Öle zur Unterstützung der Leber

Die Leber übernimmt eine Vielzahl von lebenswichtigen Aufgaben wie etwa Stoffwechsel, Entgiftung und die Produktion lebenswichtiger Stoffe.

Stoffwechsel: Die Leber verarbeitet Proteine, Kohlenhydrate und Fett. Erst dann kann der Körper sie nutzen. **Aus einem Überschuss an Kohlenhydraten bildet sie Glykogen und Fett**. Für Energieengpässe legt sie diese Stoffe als Reserven an. Zusätzlich speichert sie Vitamine, Eisen und Spurenelemente.

> **Jeder Mensch hat ein bestimmtes Energieniveau. Nur zwei Esslöffel eines süßen Sodagetränks können dieses Energieniveau für drei bis sechs Stunden auf die Hälfte reduzieren.**
>
> **Auf der anderen Seite verdoppelt eine Auswahl an rohem Blattgemüse, Fisch und einigen Samen oder Sprossen schnell das Energieniveau.[26] Und nur ein Tropfen eines ätherischen Öls bringt Energie rasch in jede Zelle!**

BEACHTE:

Übermäßiger Kohlenhydratkonsum überfordert unsere Leber. Wiederholter Überkonsum zeitigt gravierende gesundheitliche Folgen, die wir zu bezahlen haben.

Entgiftung: Schadstoffe aus Nahrung, Umwelt, Medikamenten, Genussmitteln, aber auch einzelne Tumorzellen, Bakterien und körpereigene Toxine (Ammoniak) filtert die Leber aus dem Blut und zerstört sie.

Produktion lebenswichtiger Stoffe: Die Leber bildet Gallenflüssigkeit für die **Fettverbrennung**, den roten Blutfarbstoff Hämoglobin und Albumin, ein Wasser bindendes Protein, das Substanzen im Blut transportieren kann. Sie synthetisiert die Gerinnungsfaktoren für das Blut und C-reaktives Protein (CRP), das für die Infektionsabwehr eine wichtige Rolle spielt. Sie ist für den Fett-, Protein- und Kohlenhydratstoffwechsel verantwortlich, speichert Vitamin A und B12 und baut zusätzlich Hormone auf und ab, etwa Schilddrüsenhormone, Wachstumshormone, Insulin und Sexualhormone.

Ätherische Öle unterstützen die Leber und die Entgiftung über die Lymphe. Wut und Frustration sind in der Leber gespeichert – Gefühle, die selbst Gifte für den Körper produzieren und schließlich zu einer Entgleisung führen können.

Folgende Öle können einzeln oder als Mischung bei der Entgiftung sowie bei Süchten (Esslust, Kaffee, Alkohol, Tabak, Drogen) behilflich sein:

- **Ledum** (*Ledum groenlandicum*) ist bekannt für seine entzündungshemmende, leberschützende, harntreibende und abschwellende Wirkung.
- **Geranie** (*Pelargonium graveolens*) erhöht den Gallenfluss, wirkt entspannend und unterstützend auf die Leber, Bauchspeicheldrüse und Nierenfunktionen.

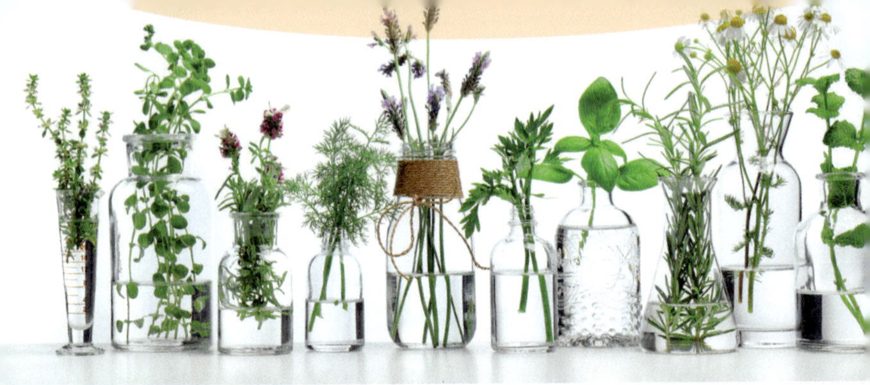

- **Rosmarin** (*Rosmarinus officinalis*) hat einen harmonischen Einfluss auf das Drüsensystem und schützt die Leber bei Stress.
- **Römische Kamille** (*Chamaemelum nobile*) ist beruhigend für die Zellen und hilft dabei, Gifte aus der Leber zu entfernen. Das Öl wirkt allgemein stärkend auf die Leber.
- **Fenchel** (*Foeniculum vulgare*) erhöht den Gallenfluss und unterstützt die Leberfunktion.
- **Immortelle** (*Helichrysum italicum*) regeneriert das Gewebe und erhöht die Nährstoffversorgung der Zellen. Das Öl stimuliert die Leberzellfunktion und wirkt reinigend auf die Lebergefäße.
- **Blaue marokkanische Kamille** (*Tanacetum annuum*) ist hilfreich bei der Reinigung der Leber und des Lymphsystems.

Anwendung:

- Will man eine würzige Ölmischung für die Küche herstellen, gibt man zum Inhalt einer Halbliter Ölflasche (z.B. Olivenöl) je nach Geschmack 3-5 Tropfen eines Öls oder einer Ölmischung hinzu und vermischt sorgfältig. Damit kann man dann schnell etwa Salatmarinaden herstellen.

- Verwendet man die ätherische Ölmischung zur Massage, dann werden die ätherischen Öle in einem reinen Pflanzenöl (Massageöl) kräftig verdünnt (siehe *Richtlinien zur sicheren Anwendung* im Anhang). Die ätherischen Öle gehen direkt durch die Haut in den Körper.

Ätherische Öle für die Verdauung

Folgende ätherische Öle unterstützen die Verdauung, schaffen ein ungünstiges Milieu für Parasiten und Pilze und helfen bei der Enzymproduktion:

- **Estragon** (*Artemisia dracunculus*) erzeugt ein besonders ungünstiges Milieu für Parasiten und verringert den Gärungsprozess im Darm.
- **Ingwer** (*Zingiber officinale*) hilft bei Völlegefühl nach dem Essen und erhöht die Verdauungstätigkeit.
- **Wacholder** (*Juniperus osteosperma und J. scopulorum*) reinigt, entgiftet und stärkt die Nierenfunktion.
- **Anis** (*Pimpinella anisum*) unterstützt den Gallenfluss, entspannt die Gallenwege und erhöht die Verdauungstätigkeit.
- **Fenchel** (*Foeniculum vulgare*) wirkt der Gasbildung entgegen, entspannt den Verdauungstrakt und verbessert die Verdauung.
- **Patschuli** (*Pogostemon cablin*) wird traditionell für die Verdauung eingesetzt.
- **Pfefferminze** (*Mentha piperita*) ist eines der besten Öle für die Verdauung, schafft ein sehr unfreundliches Milieu für Parasiten, Bakterien und Pilze und hilft dabei, den Darm zu entspannen und die Peristaltik zu erhöhen.

- **Zitronengras** (*Cymbopogon flexuosus*) wirkt Pilzbefall entgegen, beruhigt den Darm und kurbelt die Verdauung an.

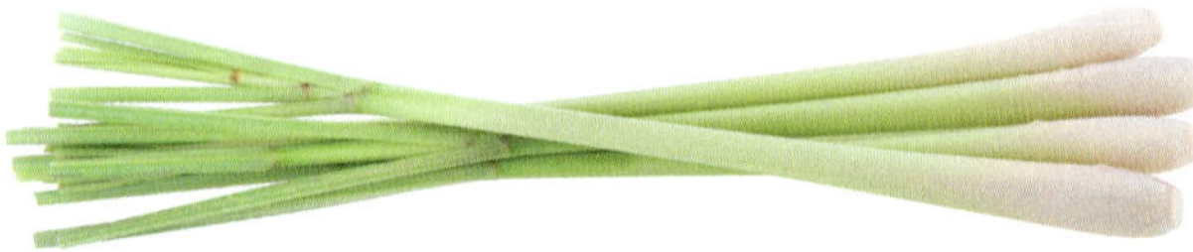

Anwendung:

- **Zum „Kochen"** sind diese Würzöle beliebt.
- **Als Verdauungsmassage** verdünnt man eines der Öle oder eine Mischung davon 50:50 mit reinem Pflanzenöl, trägt davon 2-3 Tropfen auf den Bauch auf und massiert im Uhrzeigersinn ein.

Ein ätherisches Öl bei Übersäuerung

Zitrone (*Citrus limon*) hilft bei Übersäuerung und regt die Verdauung an. Zudem schützt das Zitronenöl die Zellen und unterstützt die Reparatur des Zellkerns.

Grüne Nahrung – Die grüne Energiequelle

Um das Immunsystem zu stärken, lebenswichtige Nährstoffe aus der Nahrung aufzunehmen und eine gesunde Basis für das **Abnehmen** zu schaffen, ist **chlorophyllreiche** Nahrung in Form von grünem Blattgemüse, Gersten- und Weizengras, Algen, Salaten, Kräutern und **ätherischen Ölen** entscheidend.

- **Spirulina:** Diese magnesiumreiche Quelle von Chlorophyll erhöht Energie im Körper und fördert die Verbrennung, entgiftet und bringt Säuren aus dem Körper. Spirulina besteht zu 60% aus Eiweiß, verhindert die Aufnahme von Schwermetallen aus dem Darm in den Körper, unterstützt das Immunsystem, die Leber, Nieren, das Blut, die Darmflora und das Herz-Kreislaufsystem.
- **Gerstengraskonzentrat** ist reich an Protein, B-Vitaminen und Mineralstoffen wie Magnesium, Zink, Manganese und Kupfer.
- **Kelp:** Diese Blaualge (*Laminaria digitata*) ist besonders nährend für die Schilddrüse.
- **Algen** sind eine Alternative zur Protein- und Nährstoffversorgung der Bevölkerung in Notzeiten.
- **Luzerne** – Alfalfa (*Medicago sativa*) enthält viel Chlorophyll- und Mineralstoffe.

Anwendung:
Als Nahrungsergänzung laut Anleitung einnehmen, als „grünen Smoothie“ genießen oder ins Essen mischen. Diese grünen Nahrungsmittel sind für die Zellen ein Hochgenuss!

Omega-3 Fettsäuren

Omega-3 Fettsäuren (EPA und DHA) bewirken eine Flexibilität der roten Blutkörperchen, die es ihnen ermöglicht, auch in kleinste Gefäßverzweigungen zu gelangen, um Sauerstoff in das Gewebe zu bringen; denn jede Entgiftung braucht auch einen optimalen Sauerstofftransport zur Entsorgung der Schadstoffe. Viele wissenschaftliche Studien belegen, dass Omega-3

Fettsäuren das Herz, die Augen, das Gehirn und die Gelenke unterstützt.

In unserer modernen Ernährung nehmen wir viel zu viel Omega-6 Fettsäuren (Fleisch, pflanzliche Öle) zu uns und sollten daher Omega-3 als **Fischölkapseln** oder als **pflanzliches Omega-3** Präparat[27] zu uns nehmen.

Es finden sich Omega-3 Fettsäuren unter anderem in:

- **Sardinen, Sardellen** und **Makrelen**,
  Lein- und **Hanföl**.

Folgende ätherische Öle wirken zusammen mit Omega-3 Fettsäuren unterstützend:

- **Zitronengras** (*Cymbopogon flexuosus*) schützt das Herz-Kreislaufsystem und unterstützt normale Cholesterinwerte.
- **Myrrhe** (*Commiphora myrrha*) ist kräftig antioxidativ und für die Stabilität der Omega-3 Fettsäuren hilfreich.
- **Nelke** (*Syzygium aromaticum*) ist das höchste antioxidativ wirkende ätherische Öl.

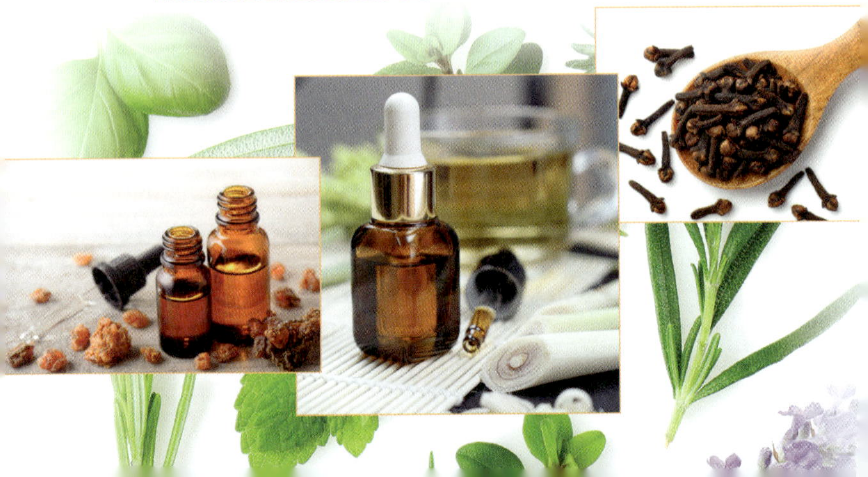

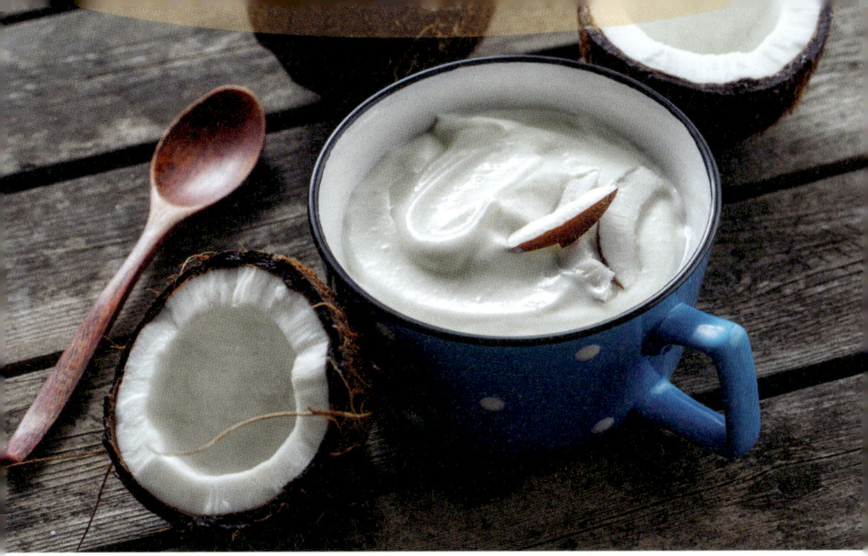

Präbiotika und Probiotika

Jüngste Untersuchungen, im *European Journal of Clinical Nutrition* veröffentlicht, schlugen die Verwendung von Präbiotika und Probiotika als geeignetes Instrument zur Kontrolle der Entwicklung von Stoffwechselerkrankungen wie **Fettleibigkeit** oder Insulinresistenz über die Nahrung vor.[28]

Joghurt ist eines der untersuchten Probiotika. Doch Vorsicht: Herkömmlicher Joghurt kann zweimal so viel Zucker wie eine ganze Schale Getreideflocken enthalten!

Laut Wissenschaft helfen Probiotika, den **Fettverbrennungsprozess** zu stabilisieren und nachhaltig **Gewicht abzunehmen**.

Probiotika-reiche Lebensmittel sind Kokosnuss und Joghurt. Gemeinsam mit ätherischen Ölen genossen, gelangen sie noch gezielter in den Darm.

Eine gute Vitamin- und Mineralversorgung

Um gesund zu werden und zu bleiben, muss der Mensch durch die Nahrung eine ausgewogene Versorgung an Vitaminen und Mineralien zu sich nehmen.[29] Vitamine regulieren die Verwertung von Kohlenhydraten, Proteinen und Mineralstoffen.

Folgende Vitamine helfen beim Abnehmen

- Vitamin A festigt das Bindegewebe.
- Vitamin B1 hilft der Verdauung.
- Vitamin B5 unterstützt die Entgiftung.
- Vitamin B6 baut Muskeln auf.
- Vitamin C schmilzt das Fett.
- Vitamin D regt den Stoffwechsel an.
- Vitamin E ist ein starkes Antioxidans.[30]

Vier hilfreiche Nahrungsmittel als
Vitamin- und Mineralspender:

1. **Kelp/Seetang** liefert alle Minerale, die der Körper benötigt.
2. **Zitrusfrüchte** für Vitamine
3. **Bierhefe**, die B-Vitamine enthält
4. **Weizenkeimöl**, das Vitamin E enthält.

Zusammenfassung: Gesunde Ernährung

Unterstützung	Ergänzung
Darmreinigung	Enzyme, Obst, Gemüse, Nüsse, Samen, Kräuter, Pomelo, Zunderschwamm, Pfefferminze, Weihrauch
Leber	Blattgemüse, Fisch, Samen, Sprossen, Ledum, Geranie, Rosmarin, Kamille, Fenchel, Immortelle
Verdauung	Pomelo, Zunderschwamm, Joghurt, Estragon, Ingwer, Wacholder, Anis, Fenchel, Pfefferminze, Zitronengras
Immunsystem	Grüne Nahrung: Gerstengras, Weizengras, Spirulina, Algen, Kelp, Bergbohnenkraut, Thymian, Zitrone, Oregano, Kümmel
Herz, Augen, Gehirn, Gelenke	Omega-3 Fettsäuren, Sardinen, Sardellen, Makrelen, Leinöl, Hanföl, Zypresse, Ylang Ylang, Immortelle, Majoran, Weihrauch
Vitamine und Mineralien	A, B, C, D, E, K Zitrusfrüchte, Bierhefe (B-Vitamine), Weizenkeimöl (Vitamin E), Kelp (Algen), Zitrusöle, Kräuteröle

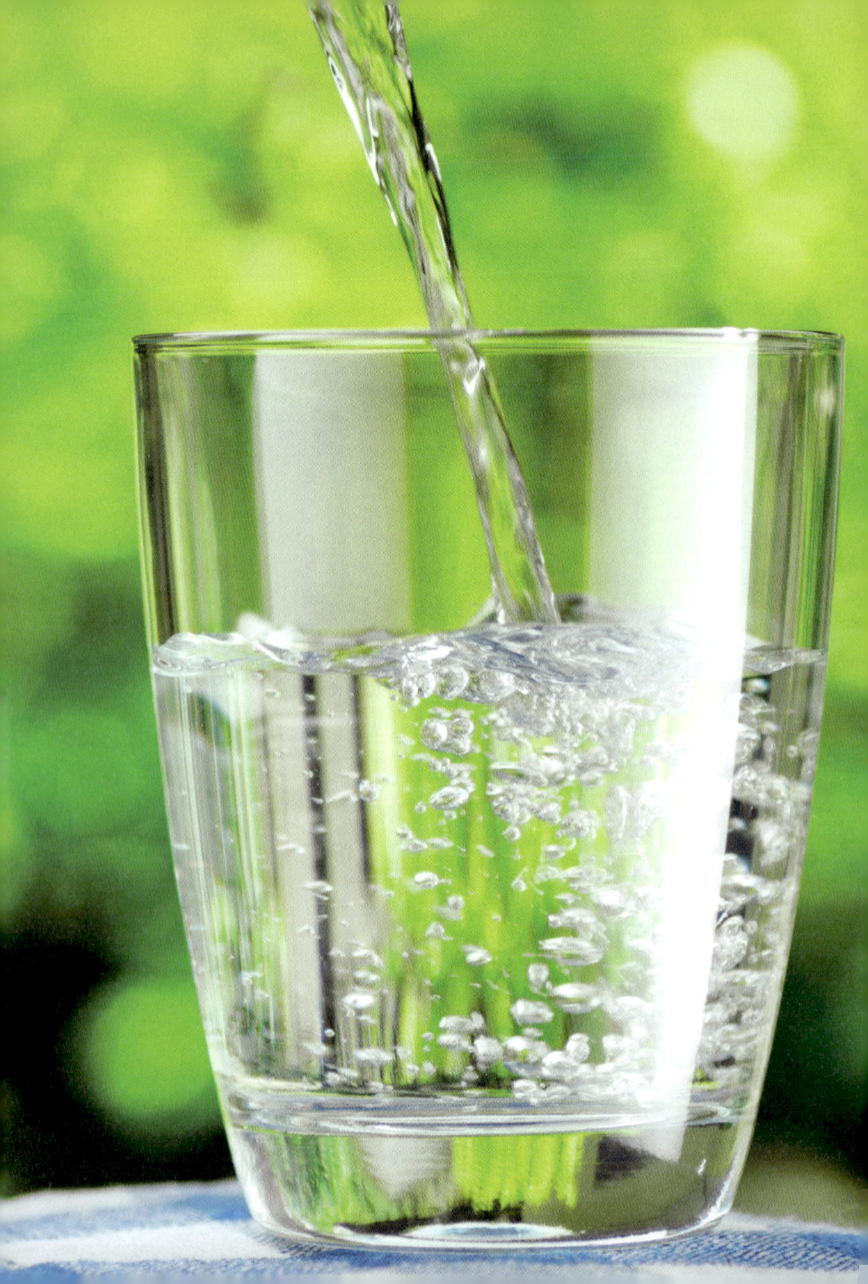

Wasser – das Lebenselixier

„Nichts wird so leicht für Übertreibung gehalten
wie die Schilderung der reinen Wahrheit."
Joseph Conrad

- Wasser wird vom Gehirn benötigt, um Hormone und Neurotransmitter herzustellen.
- Es reguliert die Körpertemperatur.
- Wirkt als Stoßdämpfer für Gehirn und Rückenmark.
- Wandelt Nahrung zum Überleben um (Verdauung).
- Bringt Sauerstoff in den Körper.
- Ermöglicht Wachstum.
- Schmiert die Gelenke.
- Spült Abfallstoffe im Urin aus.
- Hält die Schleimhäute feucht.
- Bildet Speichel, der für die Verdauung notwendig ist.[31]

Das **Fettgewebe** dient auch als Speicher für Stoffwechselschlacken und Giftstoffe. Es ist daher wichtig, bei jeder Form der Entschlackung genügend **vitales Wasser** zu trinken, damit gelöste Giftstoffe ausgeschieden werden können.

Experten raten:
30 ml Wasser pro Kilogramm Körpergewicht
Wiegst du 80 Kilogramm, solltest du
also 2,4 Liter Wasser pro Tag trinken.

Woran erkennst du, dass du zu wenig getrunken hast?

Ist der Urin dunkel und stark riechend, hast du zu wenig getrunken. Trinke mehr Wasser mit dem Ziel, die Farbe auf hellgelb bis klar zu bekommen.

TIPP:

Gib ätherische Öle von Schwarzem Pfeffer, Kümmel oder Fenchel ins Trinkwasser und schaue, was passiert.

Wenn du kein Wasser trinken magst

Hier sind drei Tipps, wie du das Wasser leichter zu dir nehmen kannst.

- Trinke **gefiltertes Wasser**, frei von Chemikalien (Düngemitteln, Hormonen und Medikamentenrückständen)[32], es schmeckt anders als normales Leitungswasser.
- Trinke **warmes Wasser** – es schmeckt besser.
- Verwende einen **Strohhalm** – das macht das Wassertrinken leichter.

TIPP:

- Trinke viel reines Wasser am Morgen.
- Trinke Wasser mit einem Tropfen Zitronenöl bis um 14:00 Uhr, um Gifte im Körper zu lösen.
- Trinke Wasser mit einem Tropfen Pfefferminzöl ab 14:00 Uhr, um die Gifte aus dem Körper zu schwemmen.

Hast du gewusst?

Wenn man viel Wasser trinkt, nimmt man zwar ab, aber man muss darauf achten, dass das Vitamin- und Mineralstoffgleichgewicht des Körpers dabei nicht gestört wird. Man sollte täglich **Multivitamine und Mineralstoffe** zu sich nehmen, andernfalls verliert man diese wichtigen Nährstoffe durch das viele Wassertrinken.[33] Daher **mein Tipp**: Trinke viel Wasser am Morgen **vor dem Frühstück**.

Chemikalien im Trinkwasser – die verheerende Wirkung

Xenohormone, das sind hormonell aktive, **synthetische** Substanzen, können mit unserem Hormonsystem kollidieren und zu Hormonstörungen (zu Kopfschmerzen, Schweißausbrüchen, Schlafproblemen, Angstzuständen, unerklärlicher Gewichtszunahme, chronischer Müdigkeit, bis hin zur Unfruchtbarkeit) führen.

Pestizide, Biozide, landwirtschaftliche Chemikalien und Medikamentenrückstände von Antibiotika über Blutdrucksenker bis zu Psychopharmaka[34] im Abwasser kommen schließlich wieder als Trinkwasser aus dem Wasserhahn. Ein Wasserfilter, der diese Medikamentenrückstände ausfiltert, ist heutzutage ein Muss![35]

Unsere Hormone geraten durch die chemische Belastung völlig außer Kontrolle. Wir werden immer dicker und verstehen nicht, warum wir nicht abnehmen können!

Warum soll ich beim Abnehmen kein Brot essen?

> ***Würde man Getreide und Zucker komplett meiden, dann würde das Immunsystem in kürzester Zeit aufblühen*** *und seiner Arbeit mit Leichtigkeit nachkommen können.*

Das Getreide-Eiweiß **Gluten**, auch Klebereiweiß genannt, ist ein Bestandteil von Getreiden wie Weizen, Roggen, Gerste, Dinkel, Hafer, Quinoa, Amaranth, Hirse, Mais sowie Reis und Kartoffeln. Gluten-Proteine sind elastisch und geben Brot, Brötchen, Gebäck, Nudeln, Klößen, Pizza und Backwaren Form und Fülle. Es gibt auch glutenfreie Bio-Mehle im Handel.[36]

Sowohl für gesunde als auch für glutensensitive Menschen stellt Gluten eine ernsthafte gesundheitliche Bedrohung in Form von systemischen Entzündungen dar, warnen Wissenschaftler der *Columbia University.*[37] Es scheint sich um eine schwache Barriere im Darm zu handeln. Durch den Verzehr von Gluten gelangen Mikroben durch diese Barriere und lösen eine massive Überreaktion des Immunsystems aus.

Durch die Vermeidung von Weizen- und anderen Glutenquellen können Entzündungen reduziert und das Verdauungssystem geschont werden. Eine **Glutenunverträglichkeit** zeigt sich in Blähungen, Gas, einer trägen Verdauung oder Benommenheit.

ACHTUNG:

Vorsicht bei einem übermäßigen Verzehr von **„glutenfreien"** Broten, Nudeln oder Pizzateigen. Diese haben tendenziell weniger Ballaststoffe und mehr einfache Kohlenhydrate, die beide zur **Gewichtszunahme** und zur Erhöhung des Blutzuckers beitragen.[38]

Du kannst dennoch Brot essen so viel du magst! Hole dir *gesunde* Brotrezepte vom *Zentrum der Gesundheit.*[39]

Brotbacken einst und heute

EINST: Brot wurde aus frisch gemahlenem Getreide, etwas Salz, Wasser und Sauerteig oder Hefe gebacken. Der Teig hatte **VIEL Zeit** aufzugehen.

HEUTE: Brot wird mit vitalstoffarmem Auszugsmehl, das synthetische Aromen, Zucker, Konservierungsstoffe, Gensoja, Genmais, Säureregulatoren, gentechnisch hergestellte Enzyme, Phosphate und Rückstände aus der traditionellen Landwirtschaft enthält, gebacken.

Die Wissenschaft glaubt, dass die heutige **Backmethode** Schuld an der Glutenunverträglichkeit hat, denn der Teig hat **KEINE Zeit** mehr aufzugehen wie früher. Je länger der Teig rasten kann, desto mehr Enzyme werden deaktiviert, und das Gluten verliert seine negative Wirkung.

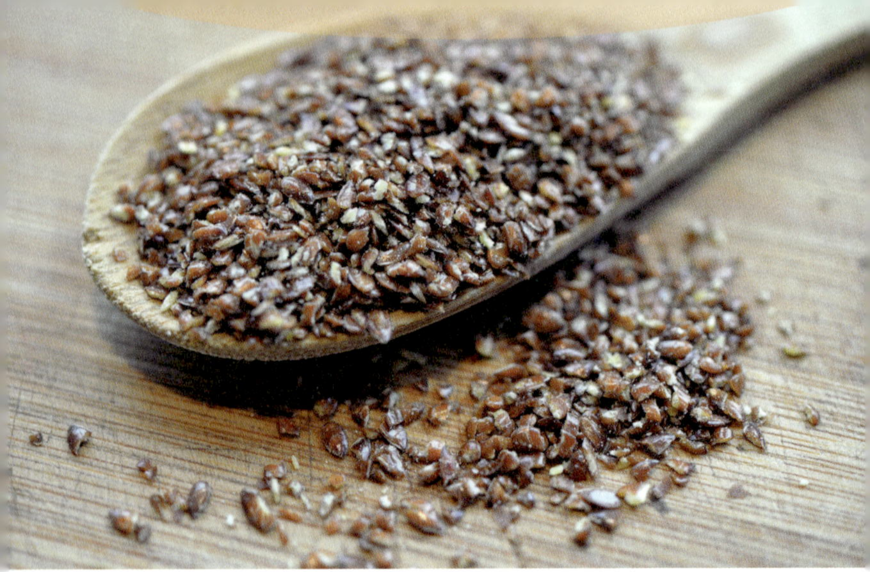

Das Essener Brot

Die Essener lebten vor etwa 2.000 Jahren in Palästina. Sie waren gesundheitsbewusst und machten ihr Brot aus **gekeimtem Getreide,** das sonnengetrocknet wurde und viele wertvolle Nährstoffe enthielt. Heute bäckt man das Brot eher bei niedrigen Temperaturen um 50-100 °C im Backofen. Es schmeckt herrlich, macht satt, ist basisch und gut verdaulich und hat einen niedrigen glykämischen Index. Hier ist das originale Rezept:[40]

Zutaten:

- 150 g Dinkelkörner
- 50 g Leinsamen
- 50 g Amaranth
- 1 TL Meersalz
- 3 EL Olivenöl
- 1 TL Thymian (oder 1 Tropfen **Thymianöl**)
- 1 TL Lavendel (oder 1 Tropfen **Lavendelöl**)
- 50-100 ml Wasser

Anleitung:
Keimlinge in einem Mixer auf kleiner Stufe grob zerkleinern, Gewürze dazugeben und noch einmal mixen. Nur so viel Wasser beigeben, dass ein dicker Brei entsteht. Den Teig nicht zu dünn auf ein Backblech streichen, in Stücke teilen und bei 50 °C etwa vier bis fünf Stunden trocknen lassen und zwischenzeitlich einmal wenden. Je nach Trocknungszeit ist das Brot saftig oder knusprig und hält im Kühlschrank bis zu einer Woche. Tipps zum Keimen und mehr findest du im Internet.[41]

TIPP:
Sprossen sind leicht verdaulich und haben ein breites Spektrum an Aminosäuren, Vitaminen, Mineralien und Enzymen.

„Keime verkörpern die Energie eines neu entstehenden Lebens und können sie an den menschlichen Körper weitergeben."
Ann Wigmore

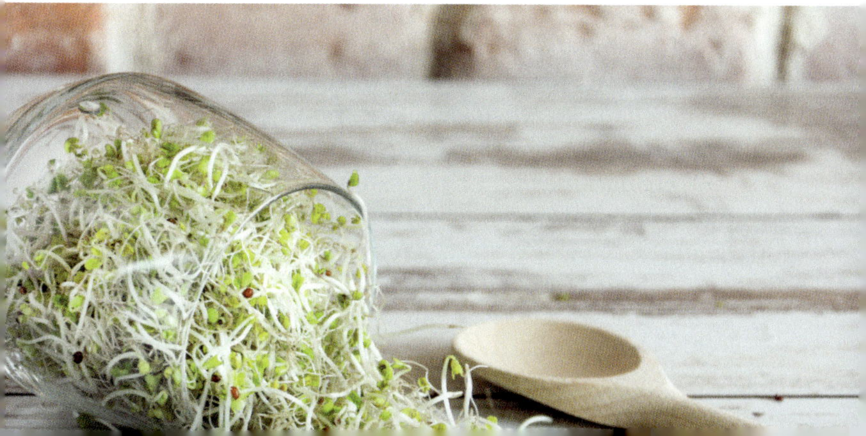

Lebensweisheiten - Lebensstile

Fasten

Fasten ist so alt wie die Menschheit selbst. In Zeiten von Hungersnöten waren wir gezwungen zu fasten. Heute fasten wir aus spirituellen oder gesundheitlichen Beweggründen. Es hilft, dem Verdauungstrakt eine Auszeit zu geben, wenn man zwischenzeitlich nichts isst.

Doch es ist nicht für jeden Menschen zuträglich zu fasten. Es gibt Menschen, deren chemische Körperkonstitution kein Fasten zulässt und die davon krank werden würden. Daher ist Fasten immer ein persönlicher Entschluss.

Vegetarisch oder Vegan?

Nicht jeder Mensch kann eine vegetarische oder vegane Lebensweise führen. Sein Körper verlangt zu Zeiten nach tierischem Eiweiß zum Überleben. Das heißt aber nicht, dass jener Mensch weniger „spirituell“ ist.

Es liegt in der kosmischen Ordnung dieser Welten, dass die niedrigeren Wesen die höheren Wesen erhalten und ihnen dienen. Pflanzen geben bereitwillig ihr Leben hin, um Tier und Mensch zu ernähren, und sie fühlen und leiden genauso wie ein Tier, das sein Leben zum Überleben des Menschen hingibt und damit dem Fortbestand der Menschheit dient. (Die uralte Frage wäre nun: Wem dient der Mensch?)

Fleisch zu essen, vegetarisch oder vegan zu leben, das ist eine persönliche Entscheidung. Wofür auch immer wir uns entscheiden, wir sollten auf eine ausgewogene und bewusste Lebensführung achten. Ein Übermaß kippt die Waage immer in Richtung **Übergewicht** und Krankheit.

Nur wenigen von uns ist klar,
dass es Zeit und Geduld braucht,
um die Gesundheit wiederherzustellen
und die richtigen Essgewohnheiten zu erlernen.

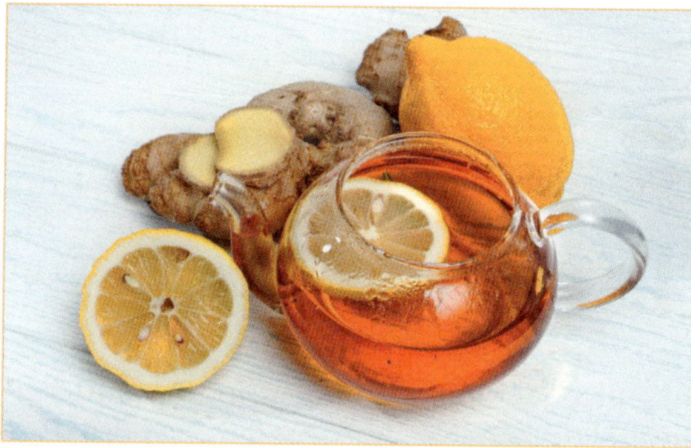

Die besten Rezepte zum Abnehmen

Ingwer-Orangen-Tee für die Verdauung vor dem Essen

Nach dem Essen setzt der Körper all seine Kräfte (ein paar Liter Blut) für die Verdauung ein. Die Magensäure wird mobilisiert, um die Nahrung aufzuschlüsseln und abzubauen. Leber und Nieren transportieren Giftstoffe ab, und das Blut transportiert Nährstoffe zu den Zellen – eine umfangreiche Arbeit!

Dabei kann man seinen Körper mit dem verdauungsfördernden **Ingwer** unterstützen, der Serotoninrezeptoren im Darm stimuliert, das Magen-Darm-System und die Gallenproduktion zur Verdauung von Fett anregt, Blähungen und Gas reduziert und die Nährstoffaufnahme verbessert.

Zitrusöle, wie **Orange**, helfen dabei, die Nährstoffe aus der Nahrung besser aufzunehmen, wie etwa Eisen, das eine wichtige Rolle bei der **Fettverbrennung** und **Energiegewinnung** spielt. Außerdem fördert es einen sanften Anstieg von Insulin zur Verdauung der Nahrung. Dieser Tee ist ebenso ein ideales Mittel, um nächtliche Heißhungerattacken in Zaum zu halten.

Zutaten:

- 1 Tropfen Ingweröl oder ½ cm Ingwer pro Tasse
- 1-2 Tropfen Orangenöl
- Teewasser
- Natürliches Süßungsmittel (Honig, Xylitol)

Zubereitung:

Ingwer kleinschneiden oder einfach in das Süßungsmittel einen Tropfen Ingweröl und ein bis zwei Tropfen Orangenöl geben und im Teewasser gut verrühren. Vor dem Essen trinken, um die Verdauung anzuregen.

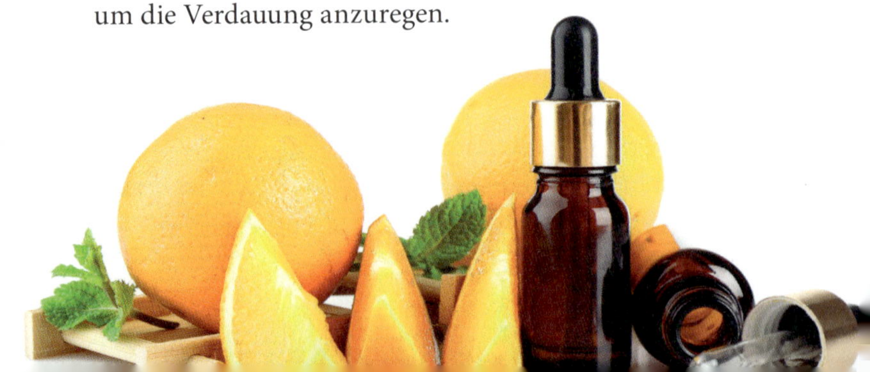

Kurkuma Tee

Kurkuma, aus der Familie der Ingwergewächse, enthält den Wirkstoff Curcumin, der entzündungshemmend, schmerzstillend und krebshemmend wirkt und Schwermetalle aus dem Körper ausleitet. Außerdem hemmt Kurkuma den Knochenabbau und zeigt auch bei Diabetes und Alzheimer positive Wirkungen. Da Curcumin nicht gut wasserlöslich ist, wird diese wertvolle Substanz im Magen-Darm-Trakt nur zu einem geringen Teil absorbiert.[42] Da kommt ein ätherisches Öl als Transporthilfe gerade recht.

Jedes ätherische Öl transportiert Nährstoffe, wie auf Adlers Schwingen, leicht und gewandt in den Körper, zum Beispiel der **schwarze Pfeffer** oder das **Kümmelöl**.

Zutaten:

- 1 Tasse heißes Wasser (½ l)
- ½ Teelöffel Kurkumapulver oder 1 Teesäckchen
- 1 Tropfen ätherisches Öl von **schwarzem Pfeffer**
- 1 Tropfen ätherisches **Kümmelöl**
- Honig zum Süßen

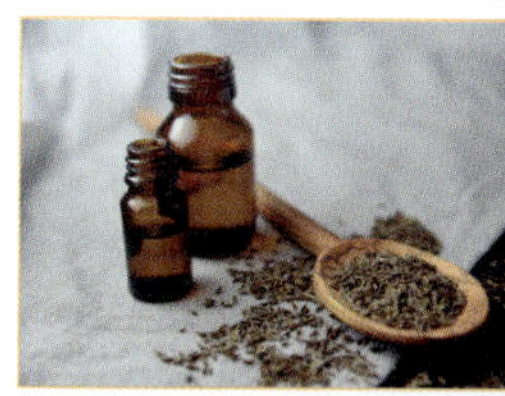

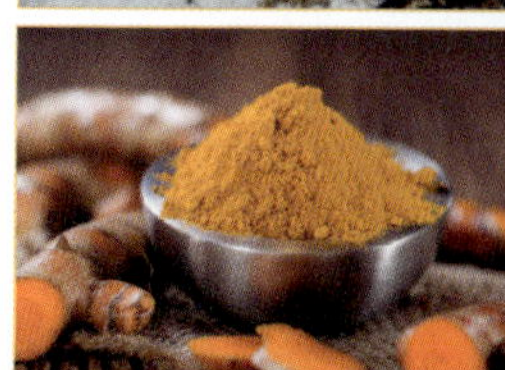

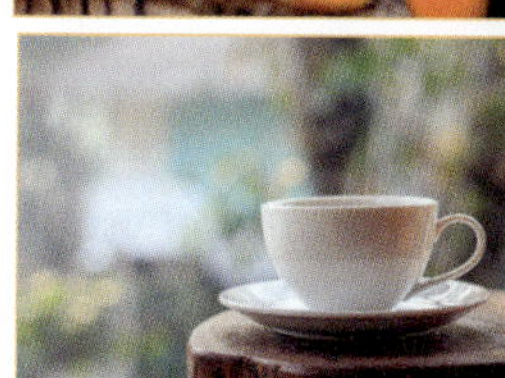

Zubereitung:

Kurkumatee zubereiten, die ätherischen Öle in Honig mischen, gut in den Tee einrühren und vor dem Essen trinken.

TIPP: Das Trinken von Tees oder Wasser vor dem Essen sättigt und zügelt den Appetit und ist ein kleiner Geheimtipp zum **Abnehmen**.

Gersten- und Weizengras als Appetitzügler

Zubereitung:
Vor dem Essen Gersten- und Weizengraspulver nach Vorschrift (siehe Etikett) anrühren und trinken. Diese grüne Nahrung in flüssiger Form macht rascher satt und verhindert ein Überessen.

Cellulite, Lymphstau, Ödem

Cellulite oder Orangenhaut ist die Folge eines schwachen Bindegewebes. Vitamin C wird für die Kollagenbildung des Bindegewebes benötigt. Unser Körper hat ein riesiges Kanalisationssystem – unser Lymphsystem, das der wichtigste Transportweg für Nähr- und Abfallstoffe im Körper und dadurch ein wichtiger Bestandteil des Immunsystems ist. Wird die Lymphe – das Körperwasser – in seinem Fluss behindert, lagern sich Gewebsflüssigkeiten zwischen den Zellen ab, die nicht mehr abfließen können.

Ätherische Öle bei Cellulite

- **Wacholder** hat eine wärmende Wirkung und regt den Körper zur Verbrennung der zugeführten Kalorien an.
- **Zypresse** wirkt entgiftend auf das Bindegewebe und festigt die Hautstruktur.

Ödeme, Schwellungen und Kaliummangel

Beim Lymphstau oder Ödem sind vorwiegend die Beine, Knöchel, aber auch Arme betroffen.

Ein Kaliummangel kann die Schwellung verschlimmern. Also ist die erste Maßnahme eine erhöhte Kaliumzufuhr.

Hast du gewusst?

- **100 g getrocknete Gojibeeren enthalten fast 1.600 mg Kalium.**
- **Das ist viermal so viel wie in 100 g Banane.**

Ätherische Öle bei Schwellungen:

Ledum, deutsche Kamille, Zedernholz, Wintergrün, Pfefferminze, Lavendel, Nelke, Grapefruit, Wacholder, Orange, Fenchel, Geranie

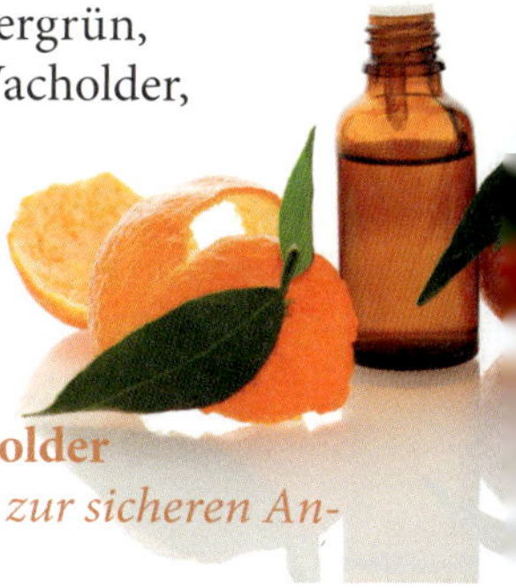

Eine Ölmischung bei Ödem

- 10 Tropfen **Mandarine**
- 5 Tropfen **Zypresse**
- 10 Tropfen **Zitrone** oder 3 Tropfen **Wacholder**

Massageöl zur Verdünnung (siehe *Richtlinien zur sicheren Anwendung ätherischer Öle*, Seite 119)

Anwendung:

Von dieser Ölmischung zwei bis drei Tropfen in die betroffene Stelle einreiben.

TIPP:

Starte den Tag mit dem Saft einer halben Zitrone in warmem Wasser. Das kurbelt den Stoffwechsel an und unterstützt das Bindegewebe.

Unterstützung der Nieren bei der Entgiftung – der Nierenwickel

Starke Nieren sind für eine gute Gesundheit unerlässlich, um ihre Arbeit erfüllen zu können.

Geschädigte Nieren können dazu führen, dass sich Abfälle im Blut ansammeln und Schäden, etwa hohen Blutdruck, verursachen. **Ätherische Öle** können aufgrund ihrer einzigartigen lipidlöslichen Eigenschaften bei der Entgiftung helfen.

Ätherische Öle als Diuretikum (zur Steigerung des Urinflusses)

- **Anis** (*Pimpinella anisum*)
- **Fenchel** (*Foeniculum vulgare*)
- **Geranie** (*Pelargonium graveolens*)
- **Grapefruit** (*Citrus x paradisi*)
- **Ledum** (*Ledum groenlandicum*)
- **Rosmarin Cineol** (*Rosmarinus officinalis CT 1,8 cineol*)
- **Salbei** (*Salvia officinalis*)
- **Wacholder** (*Juniperus communis* oder *J. osteosperma*)
- **Zitronengras** (*Cymbopogon flexuosus*)

Anwendung:
Man stellt eine Mischung aus je einem Tropfen der oben angegebenen ätherischen Öle her, gibt zwei bis drei Tropfen dieser Mischung in Wasser und trinkt dreimal täglich als Nahrungsergänzung davon. Man kann daraus auch eine Kompresse für Nieren und Blase machen.

Der wärmende Nierenwickel

Man reibt die Nierengegend mit einem ätherischen Öl oder einer Ölmischung, verdünnt in reinem Pflanzenöl, ein, wickelt ein warmes Tuch um die Mitte und ruht für eine Weile. Es kann auch eine Wärmeflasche auf die Nierengegend aufgelegt werden. Ein nass-warmes Tuch, auf die Nieren gelegt, hat sich ebenfalls bewährt, um die ätherischen Öle noch besser einwirken zu lassen.

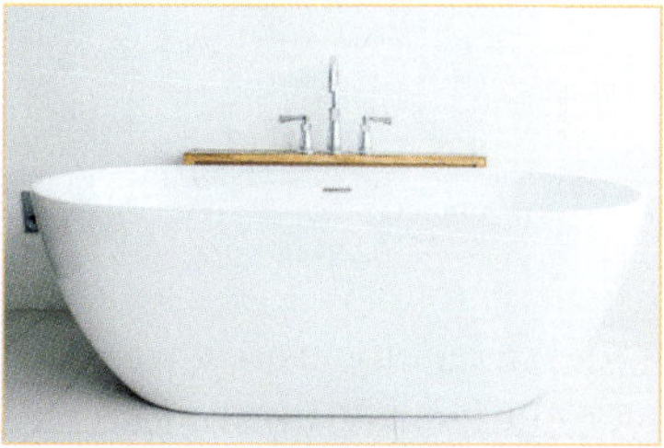

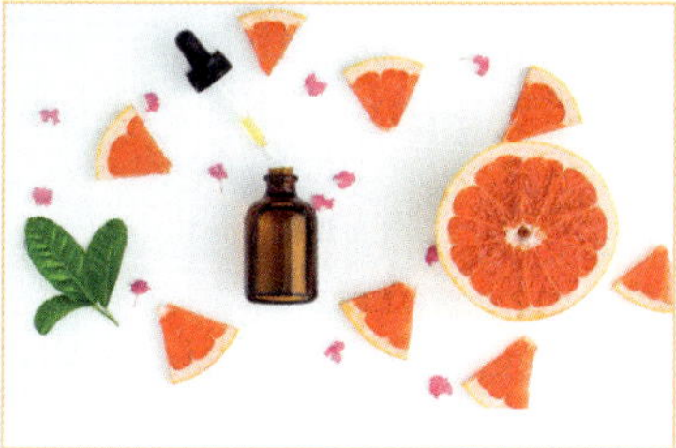

Entgiftungsbad mit Bittersalz

- 1-2 Tassen Bittersalz
- 10 Tropfen **Grapefruitöl** pro Tasse

Anleitung:

Das Grapefruitöl in das Bittersalz einrühren und knapp vor dem Badevergnügen dem Badewasser zusetzen, damit der Duft des Grapefruitöls nicht vorzeitig verdampft.

Bittersalz (Magnesiumsulfat) wird von der Haut besonders gut aufgenommen, gleicht den Magnesiumhaushalt aus und zieht mit seinen Mineralien Gifte, die die **Fettverbrennung** behindern, aus dem Körper.

Entspannungsbad mit Olivenöl

- Eine Verschlusskappe Olivenöl
- Ätherisches Öl zur Entspannung

Sophia Loren hat ein Schönheitsgeheimnis: Sie fügt zu jedem Wannenbad dem Badewasser eine Verschlusskappe Olivenöl

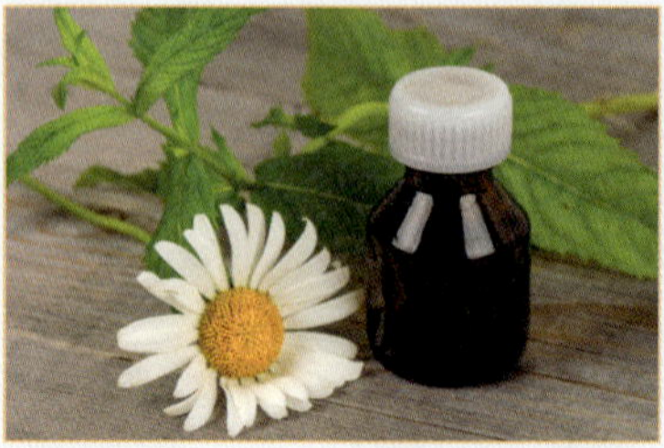

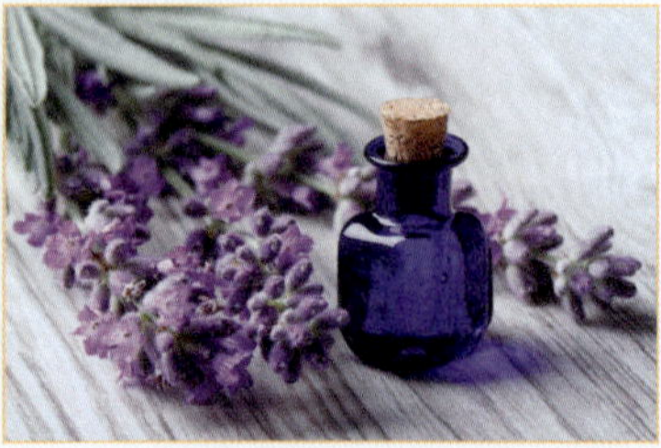

hinzu. Das hält die Haut weich, geschmeidig und jung. Olivenöl regeneriert die Haut mit reichhaltigem Vitamin E, Antioxidantien und pflegenden Substanzen.

Entspannende ätherische Öle sind:

- Lavendel, Kamille oder Bergamotte

Man geht wie beim Entgiftungsbad mit Bittersalz vor und lässt das Salz einfach weg. (Natürlich kann man das Ölbad auch mit Salz gleichzeitig als Entgiftungsbad verwenden.)

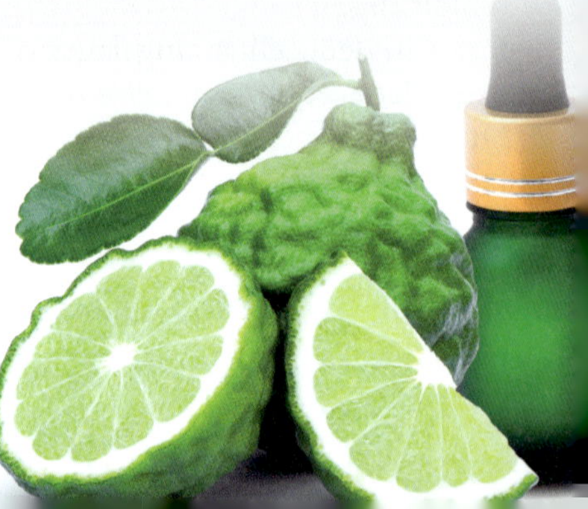

Das Dispersionsbad

In seinem Buch *Heilkunde der Ätherischen Öle* beschreibt Thomas von Rottenburg die vielen Vorzüge eines Dispersionsbads. Das Dispersionsbad ist eine von Werner Junge 1937 entwickelte Therapie[43], die mittels eines Apparates feinst zerstäubtes Öl in das Badewasser bringt.

Eine unabhängige Studie belegt, dass die Haut in einem Öldispersionsbad zwei- bis dreimal mehr Inhaltsstoffe aufnimmt als in einem gewöhnlichen Ölbad.

Das Jungebad-Öl-Dispersionsgerät[44] kann man ganz einfach zu Hause nutzen. Nach dem Bad ruht man, fest in warme Decken eingehüllt, für etwa dreißig Minuten.

Die Bürstenmassage

Neben dem Öldispersionsbad ist die zusätzliche Unterwasser-Bürstenmassage für Körper und Geist eine Wohltat. Die Wirkung ist kreislaufanregend, durchblutungsfördernd und blutdruckregulierend.[45]

Die Knetmassage

Um das in den Zellen eingelagerte Fett an Bauch und Schenkeln „aufzubrechen“, massiert man ein Massageöl, das etwa **Zypresse, Grapefruit** oder **Ledum** enthalten kann, in die Problemzonen ein und knetet die Hautpartien fest. Das kann auch ein bisschen weh tun, hilft aber dem eingelagerten Fett und möglichen Wassereinlagerungen, in Bewegung zu kommen, um besser ausgeschwemmt zu werden.

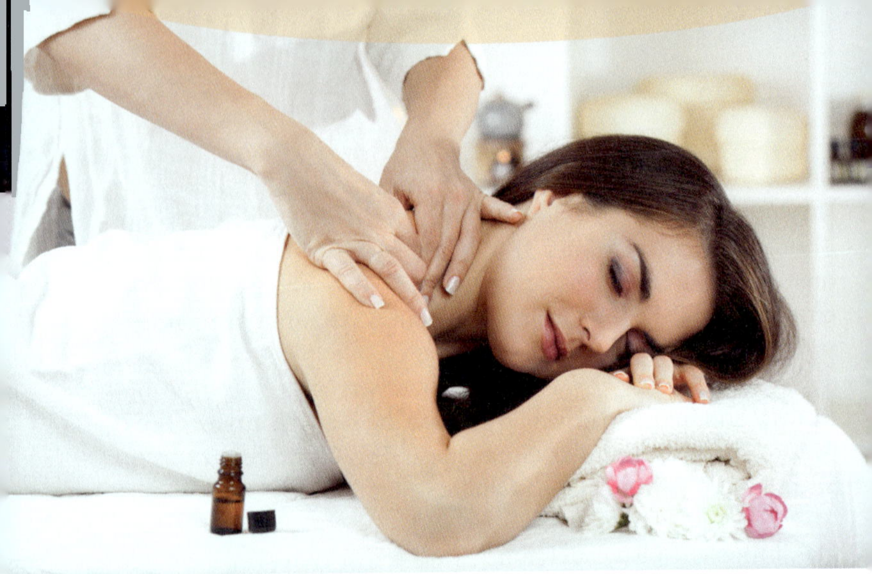

Massagemischungen für jede Lebenslage

Zur Entspannung

Nach einem stressvollen Tag beruhigen sich Körper, Emotionen und der Verstand bei exquisiten Blumendüften.

- 3 Tropfen **Neroli**
- 2 Tropfen **Geranie**
- 1 Tropfen **Rose**
- 1 EL Macadamianussöl

Zur Entgiftung

Die folgende Ölmischung unterstützt den Körper bei seiner Entgiftungsarbeit. Einreiben und ruhen.

- 5 Tropfen **Grapefruit**
- 5 Tropfen **Ledum**
- 2 EL Kokosöl

Zur Verdauung

Um nach dem Essen den Verdauungsprozess zu unterstützen, ist eine Bauchmassage angenehm.

- 3 Tropfen **Fenchel**
- 2 Tropfen **Patschuli**
- 1 Tropfen **Pfefferminze**
- 1 EL Massageöl

Zur Unterstützung der Leber

Für einen Leberwickel hat sich folgende Ölmischung bewährt:

- 2 Tropfen **Fenchel**
- 2 Tropfen **Rosmarin**
- 2 Tropfen **Kamille**
- 1 EL Massageöl

Der Wickel mit der Frischhaltefolie

Man massiert die Problemzonen mit einer Massagemischung aus einem guten Pflanzenöl (Macadamianussöl, Kokosöl, Olivenöl) und fettverbrennenden ätherischen Ölen (**Grapefruit, Ledum** etc.) ein und wickelt die Frischhaltefolie (beginnend von der Peripherie zum Herzen hin) straff, aber nicht zu fest herum. Dann macht man es sich im Bademantel auf der Entspannungsliege für dreißig Minuten oder etwas länger gemütlich. Es sollte sich angenehm anfühlen.

Manche Leute nutzen diese Zeit, um ein kleines Workout zu machen, etwa auf dem Fahrrad oder am Trampolin, um den Körper noch zusätzlich zum Schwitzen zu bringen. Danach wird die Folie gelöst. Eine schnelle Dusche reinigt den Körper von Schweiß und den darin enthaltenen Giftstoffen, die während der Prozedur aus dem Körper gezogen wurden.

Nun ist es wichtig, **viel Wasser** zu **trinken**, um gelöste Gifte aus dem Körper zu schwemmen. Sollte die Entgiftung zu rasch einsetzen, kann es zu Kopfschmerzen oder Schwindelgefühl kommen. Da hilft es, viel Wasser zu trinken!

Der Aroma-Wickel

Aromatische Körperpackungen werden als **entgiftende Körperwickel** oder zur Reduzierung von Wassereinlagerungen und zur Gewichtsreduktion verwendet. Geeignete ätherische Öle sind **Grapefruit**, **Zypresse** oder **Wacholder.**

- Bandagen
- Warmes Wasser oder angewärmtes Öl
- 10+ Tropfen **Grapefruitöl**
- Folie

Anwendung:

Das ätherische Öl wird in ½ l warmem Wasser mit ein wenig Salz aufgelöst und gut vermischt. Man taucht elastische Bandagen in die Mischung, drückt gut aus und legt die Bandagen immer von der Peripherie zum Herzen hin an Beine, Gesäß, Bauch und Arme an. Um die Wärme zu fixieren, deckt man mit einer Plastikfolie ab.

Statt Wasser kann auch ein warmes Öl verwendet werden. Man rührt die ätherischen Öle in eine Tasse mit warmem Öl ein und massiert die Körperstellen kräftig damit. Dann wird die Bandage angelegt und wie oben verfahren.

Je nach Wohlgefühl ruht man etwa dreißig Minuten bis zu einer Stunde lang, oder man bewegt sich kräftig (Zimmerrad, Trampolin). Es empfiehlt sich, jeden Fuß in einen Plastiksack, der zugebunden wird, zu stecken, um ausgeschiedenes Wasser aufzufangen. Danach die Bandagen lösen, duschen und nach dem Abtrocknen mit einem Massageöl den Körper einreiben.

Im Salon wird gewöhnlich vor und nach der Behandlung der Körperumfang gemessen und die Messergebnisse verglichen. Oft werden mit dieser Methode erstaunliche Ergebnisse erzielt.

Ein Peeling gegen Cellulite

Ein Peeling – aus Salz, Kaffeesatz oder Haferflocken – glättet die Haut, entfernt abgestorbene Hautzellen, durchblutet, strafft das Gewebe und mobilisiert Fetteinlagerungen und Giftstoffe, die sich durch das Massieren lösen und durch viel Wassertrinken leichter ausgeschwemmt werden.

- Grobes Salz, Kaffeesatz oder Haferflocken
- 1 EL Massageöl (z.B. Kokosöl)
- 5-8 Tropfen **Grapefruitöl**

Anwendung:

Das Peeling auf Problemzonen auftragen und kräftig in kreisenden Bewegungen in die Haut einarbeiten. Danach abwaschen und die Haut mit Körperlotion oder Körperöl verwöhnen. (Wenn man das wasserlösliche Salz-Peeling gleich in der Dusche aufträgt, bleibt das Badezimmer sauber.)

Body Contouring mit Ultraschall

Durch den Ultraschall werden die Inhaltsstoffe von Massageölen noch besser in die tieferen Hautschichten transportiert. Daher ist eine Ultraschallanwendung ideal für die tägliche oder intensivere Anwendung mit **ätherischen Ölen**, um eine gestraffte und gestärkte Silhouette zu erhalten.

- Eine Ölmischung: 1 TL Massageöl und 5 Tropfen Grapefruitöl
- Eine Ultraschall Massagebürste mit Thermo-Effekt[46]

Anwendung:
Die zu behandelnde Körperstelle mit dem Massageöl gut einreiben. (Manche Anwender bevorzugen es, das ätherische Öl pur aufzutragen.) Den mitgelieferten Wärmeschaum auftragen und das Tiefenwärme-Ultraschallgerät (nach Anleitung) leicht auf die Stelle halten, um Spannungen und Entzündungen abzubauen und die Durchblutung in der Tiefe anzuregen. Neben der Wärmeanwendung ist auch eine Kaltanwendung möglich.

Die Petrochemische Entschlackungs-Ölkur

Forschung belegt, dass **Zitrusöle** Fette und Giftstoffe in den Zellen verdauen und ausleiten können – hochwirksam, schnell und einfach.

Bei diesem Petrochemischen Entschlackungs-Programm geht es speziell um die **Reinigung der Giftstoffe aus den Zellen**.

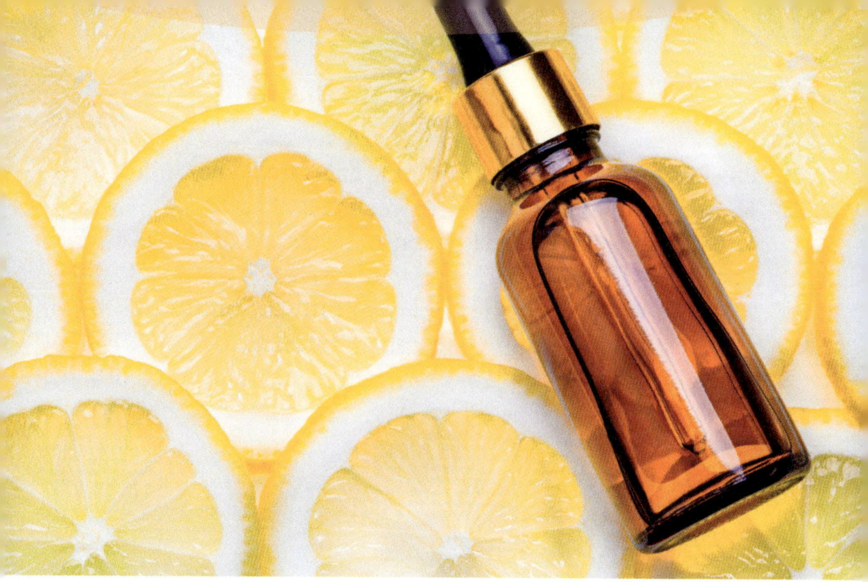

Öle, die Giftstoffe lösen und Hormone reparieren

- **Zitrusöle** lösen Fett.
- Das ätherische Öl **Ledum** löst Metalle aus dem Fett heraus.
- Und **Grapefruitöl** scheidet die Giftstoffe aus.

Durch diese Reinigung des endokrinen Systems wird der Körper umprogrammiert, sodass Frauen normale und schmerzfreie Perioden haben, eine „klinisch unfruchtbare" Frau schwanger wurde, und ein Mann nach zwanzig Jahren wieder eine Erektion hatte. Die Hormone, von Giften gereinigt, können ihre angestammte Arbeit wieder ganz normal verrichten.

Das Rezept für die petrochemische Entschlackungs-Ölkur

Dieses Protokoll besteht aus zwei Teilen:

1. Man verwendet eine Mischung aus **Zitrusölen** und **Ledum**, um das Fett aufzubrechen.
2. Dann wird **Grapefruitöl** in Nahrungsmittelqualität in Kapseln eingenommen, um zu verdauen, was die Zitrusöl/Ledum-Mischung an Fetten und Toxinen aufgebrochen hat.

Man benötigt:

- 15 ml **Zitrusöle** (Zitrone, Orange, Grapefruit, Mandarine oder eine Mischung daraus)
- 5 ml **Ledum** ätherisches Öl
- 15 ml **Grapefruitöl**
- 00 Kapseln

Anwendung:

Erster Teil:

Man fügt dem 15 ml Zitrusöl Fläschchen zehn Tropfen Ledum bei und lässt die Mischung über Nacht stehen.

Dann wird das Zitrusöl Fläschchen auf die Problemzonen getupft oder zehn Tropfen auf die Hand getropft und sorgfältig in die Haut eingerieben.

Zweiter Teil:

Man befüllt zwei 00 Kapseln mit je zehn Tropfen Grapefruitöl (insgesamt zwanzig Tropfen) und schluckt diese vor dem Schlafengehen.

ACHTUNG:

Wenn du **Medikamente** einnimmst, verwende für die Kapseln anstelle von **Grapefruitöl** das ätherische Öl **Ledum** oder **Zitrone**, weil angeblich das Grapefruitöl, wie Grapefruitsaft, die Wirkungen von verschreibungspflichtigen Medikamenten verstärken können.

Es ist wichtig, die Zellen mit den ätherischen Ölen zu **sättigen**. Daher verwendet man sie in dieser Anwendung **unverdünnt**. (Hast du Bedenken, das Öl pur aufzutragen, lasse dich vom Gesundheitsexperten deines Vertrauens beraten.) „Der Schlüssel zu Gewichtsverlust ist die Sättigung der Zellen mit ätherischen Ölen.“[47]

Das Unterbewusstsein programmieren: Der leichte Weg zum Abnehmen

Abnehmen beginnt im Unterbewusstsein und nicht bei Diäten und anderen „Qualen".

Diese Abnehm-Revolution ist ein wissenschaftlich fundiertes Audio-Programm.

Brauchst du ein bisschen Hilfe? Fällt das Einhalten der guten Abnehm-Vorsätze ein wenig schwer? Bedenke: **Dein Körpergewicht ist IMMER ein Spiegel deines inneren Programms.** Du wirst niemals nachhaltig abnehmen und dein Wohlfühlge-

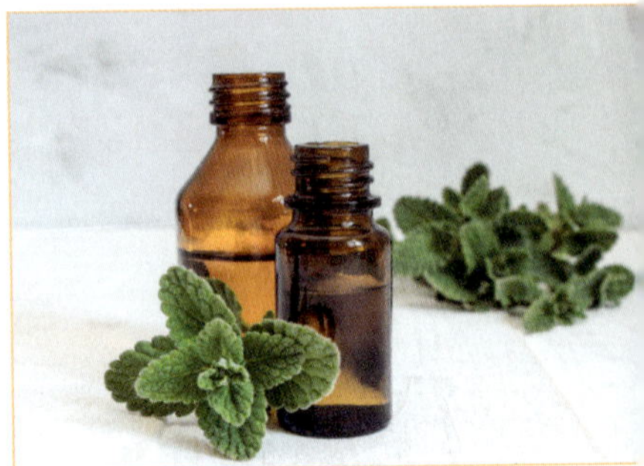

wicht halten können, wenn sich dieses Programm in deinem Unterbewusstsein nicht ändert. Ein solches Programm kann zum Beispiel **Existenzangst** sein. Instinktiv isst du mehr, um deinem Verstand zu signalisieren, dass alles in Ordnung ist.

Schalte den Aroma-Diffuser mit **Pfefferminz-** oder **Zitronenöl** ein, das hilft beim „Lernen", lehne dich zurück und lausche einem Audio-Programm, das dir eine Abnehm-**Erfolgsrate von 90%** verspricht (im Vergleich zur 10% Erfolgsrate bei althergebrachten Diäten). Es hilft, dein Wohlfühlgewicht mit ***Binauralen Beats*** in deinem Unterbewusstsein zu verankern und unterstützt dich dabei, einfach, effektiv und geradezu mühelos abzunehmen.[48]

Pflege deine neuen Essgewohnheiten!

Dein Körper wird automatisch Fett verbrennen, wenn du das isst:

SEHR VIEL nicht-stärkehaltiges Gemüse
VIEL nährstoffreiches Protein
MEHR Vollwert-Fette und
EINIGE Früchte

Acht kleine Lebensregeln zum erfolgreichen Abnehmen

Wie Abnehmen Spaß machen kann!

Deine Gedanken bestimmen den Erfolg deiner Bemühungen, schlank und fit zu werden:

- **Freue dich auf dein Idealgewicht!** Millionen von Menschen weltweit haben mit den einfachen Essensregeln in diesem Praxis-Ratgeber ihr Idealgewicht gefunden und gehalten. Du bist nicht über Nacht dick geworden. Lasse dir also Zeit und freue dich auch schon an kleinen Erfolgen!
- **Sei gütig zu dir selbst!** Es ist nicht immer leicht, besonders in Gesellschaft, den Vorschlägen für gesunde Ernährung zu folgen. Solltest du also einmal „rückfällig" geworden sein oder zu tief in die Zuckerdose geguckt haben – kein Problem. Erinnere dich an deine guten Vorsätze und mache einfach damit weiter.
- **Schau auf dich!** Die vier Grundregeln für Gesundheit lauten: Gesunde Ernährung, Bewegung, genügend Schlaf und absolut keinen Stress in deinem Leben.
- **Sei klug, sorge vor.** Planung ist alles. Wenn du abends müde heimkommst und im Kühlschrank keine gesunde, schnelle Mahlzeit auf dich wartet, die du vorsorglich vorausgeplant hast, werden alle deine guten Vorsätze zunichte. Du isst, was dir in die Hände fällt, um zu überleben. Also wenn du schon kochst, koche gleich mehr. Gibt es

Hühnchen am Abend, mache dir aus den Resten einen Hühnersalat für das Frühstück oder nimm ihn mit in die Arbeit. Plane voraus.

- **Sei dankbar**, dass du einen Körper hast, der so fürsorglich auf dich schaut. Höre ein bisschen besser hin, wenn er zu dir spricht – wenn es da und dort zwickt. Er will dich an deine gesunden Ernährungsregeln erinnern. Du würdest jedem Freund helfen. Hilf doch deinem besten Freund.
- **Sei stolz auf dich!** Du hast dich bemüht, bei jeder Mahlzeit deine drei wichtigsten Grundnahrungsmittel zu dir zu nehmen: ballaststoffreiche Kohlenhydrate, Proteine und Vollwertfett. Dein Körper belohnt dich mit deinem Wohlfühlgewicht. Feiere deinen Erfolg!
- **Geh mit Zuversicht in die Zukunft!** Was immer du von nun an isst, dein Körper wird dich automatisch auf deinem Sollwert halten. Isst du mehr, wird mehr verbrannt. Isst du weniger, ist weniger zu tun. Durch die gesunde Ernährung und die Wohltat der **ätherischen Öle** hast du deine Hormone in Balance gebracht. Sie unterstützen nun wieder alle deine Lebensvorgänge im Körper und garantieren dir dein Wohlfühlgewicht!
- **Brauchst du Hilfe?** Schließe dich einer Gemeinschaft von Gleichgesinnten an, hole dir Motivation, Inspiration, Menüvorschläge und lerne von Erfahrungen anderer.[49] Meine Lieblingsrezepte findest du unter www.secretsofnature.org/nahrung/rezepte/. Ob du nun einen Ernährungscoach brauchst oder dich selbst auf den Weg machst, ich wünsche dir viel Freude und Erfolg bei deinen Unternehmungen hin zum Wohlfühlgewicht!

Und so schließt sich der Kreislauf des Lebens

„Das Wunder der Heilung vollbringt
immer die Natur und nicht der Arzt."
Paracelsus

Pflanzen schaffen die Grundlage für Leben auf der Erde. Sie schenken uns die Luft zum Atmen und nähren uns mit all den lebenswichtigen Nährstoffen, die der Körper braucht, um gesund und glücklich zu sein. Pflanzen nähren Tier und Mensch, und Tiere schenken uns Kraft. Alles in der Natur hilft zusammen, um uns im Lebenskampf zu unterstützen und uns sicher und erfolgreich an unser Ziel zu bringen – wenn wir nur hinsehen und hinhören wollen.

So lege ich dir die Geschenke der Natur mit ihren geheimnisvollen und **lebensspendenden ätherischen Ölen**, die eine liebende Macht in die Welt gebracht hat, um dich an dein Ziel zu geleiten, in deine Hände.

Entdecke und nutze diese Geschenke der Natur.

Mit Duftmedizin zu deinem Wohlfühlgewicht!

Deine Maria

„Wer NEU anfangen will, sollte das sofort tun,
denn eine überwundene Schwierigkeit vermeidet hundert neue."
Konfuzius

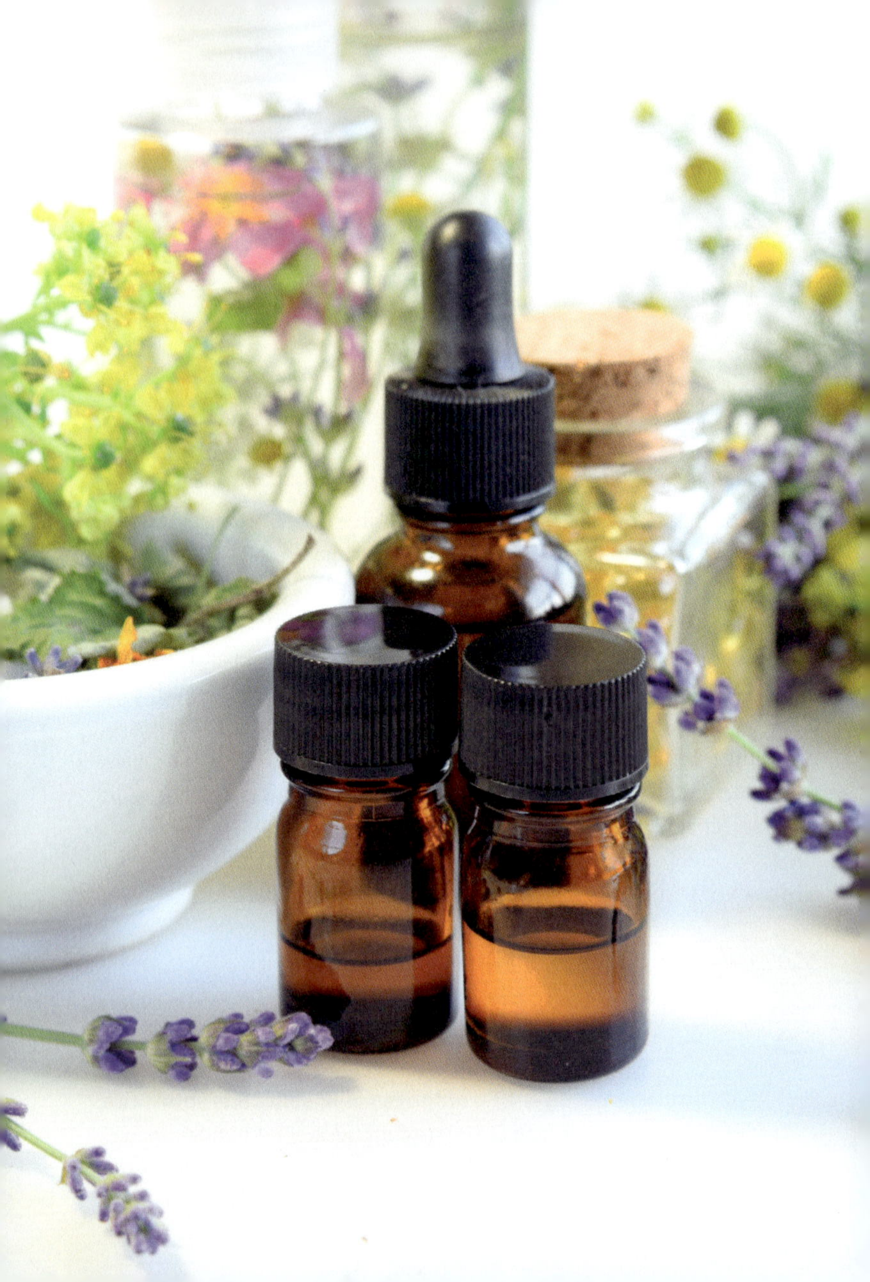

Richtlinien zur sicheren Anwendung ätherischer Öle

Ätherische Öle und die Haut

Bei der Verwendung ätherischer Öle sollte immer eine Flasche mit reinem Pflanzenöl griffbereit sein. Bei Hautirritationen können somit sofort die ätherischen Öle mit Pflanzenöl verdünnt und gemildert werden. Im Notfall verwendet man Speiseöl aus der Küche.

Es genügen ein bis zwei Tropfen eines ätherischen Öls für eine Anwendung. Je mehr es verdünnt wird, desto milder und für die empfindliche Haut verträglicher ist es. Man vermeidet das direkte Auftragen sogenannter 'heißer' Öle wie Oregano, Zimt und Nelke auf die Haut, oder verdünnt diese Öle besonders stark.

Richtlinien zur Verdünnung ätherischer Öle für Babys, Kinder und empfindliche Personen			
Milliliter		Esslöffel	
0,5%	3 Tropfen ÄÖ per 30 ml Pflanzenöl	0,5%	1 ½ Tropfen ÄÖ per EL Pflanzenöl
1%	6 Tropfen ÄÖ per 30 ml Pflanzenöl	1%	3 Tropfen ÄÖ per EL Pflanzenöl

Wie bekommt man ½ Tropfen ätherisches Öl? Man steckt einen Zahnstocher in das Ölfläschchen und rührt ihn in das reine Pflanzenöl oder in Speisen ein.

Augen und Ohren schützen

Man vermeidet den Kontakt mit Augen oder empfindlichen Hautstellen. Wenn ein ätherisches Öl in die Augen gelangt, sollte es *nicht* mit Wasser, sondern mit reinem Pflanzenöl behandelt werden. Ätherische Öle werden *nicht* direkt in den Ohrkanal gegeben.

Auf Allergieanfälligkeit testen

Bei Neigung zu allergischen Reaktionen sollte man immer zuerst eine geringe Menge eines ätherischen Öls an der Innenseite des Unterarmes oder in der Armbeuge austesten, bevor die Öle auf andere Körperstellen großflächig aufgetragen werden.

Die sicherste Anwendung: Fußsohlen

Die Fußsohlen sind eine der sichersten und effektivsten Körperstellen, an denen Öle aufgetragen werden können. Wenn man nicht weiß, wo ein ätherisches Öl angewandt werden soll, dann bieten sich immer die Fußsohlen an. Das Öl, auf die Fußsohlen aufgetragen, geht direkt über die Blutbahn zu der Stelle im Körper, wo es gebraucht wird.

Direkte Sonnenbestrahlung und Zitrusöle

Zitrone, Bergamotte, Limette und andere Zitrusöle können eine Hautreaktion oder Pigmentierung hervorrufen, wenn die Haut nach dem Auftragen dieser ätherischen Öle dem Sonnenlicht oder UV-Bestrahlung ausgesetzt wird. Daher sollte man die Haut mindestens 24 Stunden lang nach dem Auftragen eines

Zitrusöls vor direkter Bestrahlung schützen. Um Zitrusöle dennoch zu nützen, könnte man sie auf die Fußsohlen auftragen.

Photosensitive ätherische Öle:		
Angelika	Bergamotte	Bitterorange
Grapefruit	Limette	Zitrone
Petitgrain	Raute	Kümmel

Kinder und ätherische Öle

Man bewahrt ätherische Öle außerhalb der Reichweite von Kindern auf. Obwohl und weil Kinder ätherische Öle lieben, sollten wir bei der Anwendung besondere Aufmerksamkeit walten lassen. Für Kinder sollten ätherische Öle immer mit reinem Pflanzenöl stark verdünnt werden. Öle, die einen hohen Mentholgehalt aufweisen, wie etwa Pfefferminze, dürfen bei Kindern unter sieben Jahren nicht im Halsbereich angewendet werden, damit es nicht zu Atemnot kommt. Besonders milde Öle für Kinder sind Teebaum und Elemi. Mandarine ist ein Öl, das Kinder absolut lieben.

In der Schwangerschaft

Frauen, die ätherische Öle gerade erst kennenlernen, sollten während der Schwangerschaft keine Experimente mit ätherischen Ölen machen. **Ätherische Öle wirken mitunter reinigend, eine Eigenschaft, die man während der Schwangerschaft nicht unbedingt wünscht.**

Außerdem besitzen sie eine hormonähnliche Wirkung, wie unter anderem Muskatellersalbei, Salbei, Rainfarn, Wacholder und Fenchel. **In der Schwangerschaft sollte man prinzipiell immer vor der Anwendung ätherischer Öle mit dem behandelnden Arzt sprechen.**

Körperliche Beschwerden

Bei Krampfanfällen, Epilepsie und hohem Blutdruck sollte man vor der Anwendung ätherischer Öle immer mit dem behandelnden Arzt sprechen. **Ysop, Fenchel, Rainfarn** oder **Salbei** sollten **nicht** verwendet werden.

Ein Emulgator für ätherische Öle

Ätherische Öle sollten nicht unverdünnt direkt ins Badewasser gegeben, sondern immer vorher mit einem natürlichen Badegel, mit Salz, Honig oder Sahne zum Emulgieren vermischt und so verwendet werden. Dabei setzt man das ätherische Öl erst kurz vor dem Baden dem Badewasser zu, damit durch die Wärme das ätherische Öl seine volle Wirkung entfalten kann und nicht vorzeitig verdampft. Das Emulgieren ist deshalb notwendig, weil sich die ätherischen Öle mit Wasser nicht verbinden und daher an der Oberfläche schwimmen würden und Hautreizungen verursachen könnten.

Ätherische Öle und unsere Haustiere

Mensch, Tier und Pflanze sind „aus demselben Stoff“ gemacht. Daher profitieren auch Haustiere von ätherischen Ölen. Weil Tiere einen viel ausgeprägteren Geruchssinn haben, müssen ätherische Öle je nach Größe des Tieres extrem stark verdünnt werden. Synthetisches Teebaumöl kann für Katzen tödlich sein. Daher achtet man unbedingt auf die Qualität der verwendeten Öle.

Aufbewahrung ätherischer Öle

Die Öle sollten immer fest verschlossen und lichtgeschützt in dunklen Glasfläschchen bei Zimmertemperatur aufbewahrt werden. So können ätherische Öle ihre Kraft über viele Jahre bewahren. Wurde ein Ölfläschchen einmal im heißen Auto vergessen, sollte es nicht geöffnet werden. Die kostbaren Lebensessenzen würden sich dadurch verflüchtigen. Man lässt es vor dem Öffnen auf Raumtemperatur abkühlen.

Während dampfdestillierte Öle nahezu unbegrenzt haltbar sind, haben Ölmischungen mit einem Pflanzenölanteil eine kürzere Lebensdauer, obwohl die ätherischen Öle die Lebensdauer des Pflanzenöls stark verlängern. Kaltgepresste Zitrusöle sind nach dem Öffnen des Fläschchens etwa ein Jahr lang haltbar und werden dann ranzig.

Wichtig ist die Qualität ätherischer Öle

ACHTUNG:

Es gibt viele ätherische Öle am Markt. Manche sind gesundheitsschädigend, weil sie mit synthetischen Zusätzen verfälscht oder gar 100% synthetisch hergestellt werden. Manche sind wohlmeinend destilliert, werden aber ohne den wissenschaftlichen Hintergrund und die notwendigen Analysen, die chemische Rückstände im fertigen Öl aufdecken würden, hergestellt. Daher sind diese ätherischen Öle für den bewussten Öle-Anwender wertlos. Suche nach ätherischen Ölen, die nach therapeutischem Standard hergestellt und die „Natur pur" sind! Im Zweifelsfall frage nach.

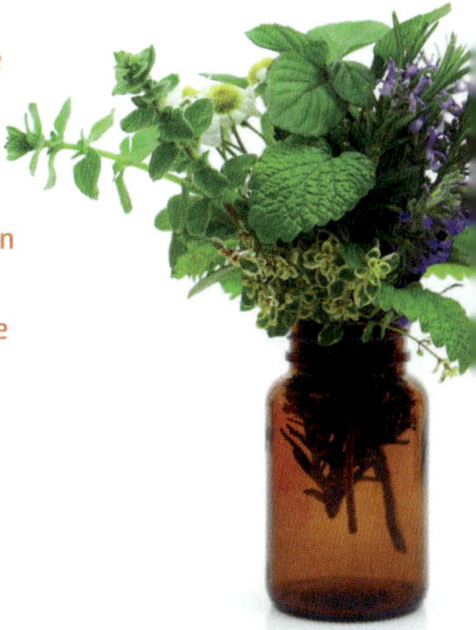

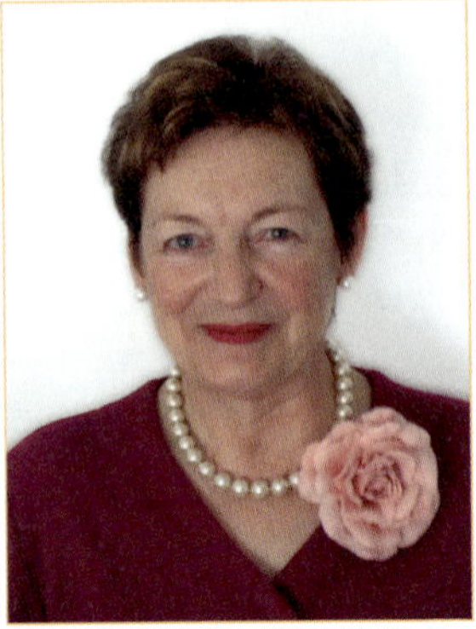

Die Autorin

Maria L. Schasteen ist ärztlich geprüfte Aromapraktikerin und schaut auf eine über zwanzigjährige Erfahrung mit ätherischen Ölen zurück. Sie ist Autorin unzähliger Therapeuteninformationen und trainiert weltweit ein Team von Gleichgesinnten in der Anwendung hochwirksamer ätherischer Öle. Sie bringt auf ihrer Autorenseite in Facebook, auf ihrer Homepage sowie auf LinkedIn regelmäßig inspirierende Beiträge zum Thema *Aromatherapie*.

www.mariaschasteen.com

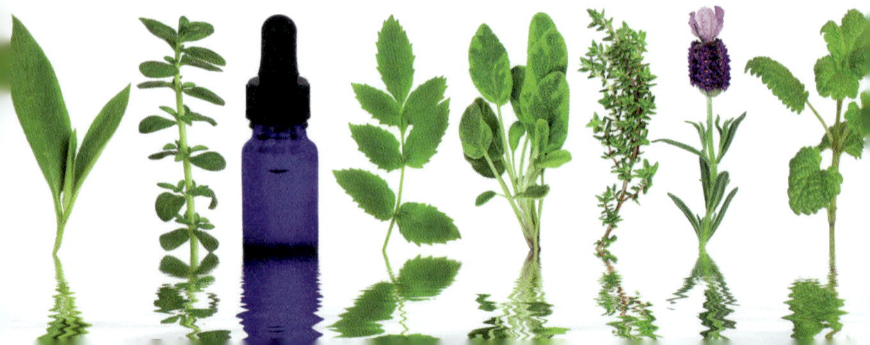

Anmerkungen

1 Ätherische Öle in der Weihnachtsbäckerei. Sofort Ratgeber 10, www.mariaschasteen.com/sofort-ratgeber/
2 The Setpoint Diet, Jonathan Bailor
3 https://sanesolution.com/sanemedicalreviews/
4 Essential Oils Desk Reference, D. Gary Young, ND, Essential Science Publishing, 5th Edition, USA
5 ebd.
6 https://www.ncbi.nlm.nih.gov/pubmed/19825398
7 https://www.ncbi.nlm.nih.gov/pubmed/15878236
8 https://www.ncbi.nlm.nih.gov/pubmed/25002406
9 https://www.ncbi.nlm.nih.gov/pubmed/17615482
10 https://jkan.or.kr/DOIx.php?id=10.4040/jkan.2007.37.4.603
11 https://www.ncbi.nlm.nih.gov/pubmed/20623616
12 http://www.ncbi.nlm.nih.gov/pubmed/16298093
13 http://www.ncbi.nlm.nih.gov,/pubmed/15796577
14 http://www.sciencedirect.com/science/article/pii/S0195666308003358
15 http://www.caucawa.at
16 https://www.ncbi.nlm.nih.gov/pubmed/29691526
17 http://www.ncbi.nlm.nih.gov/pubmed/23627599
18 Environmental Working Group
19 Center for Disease Control and Prevention
20 https://www.caucawa.at/
21 www.secretsofnature.org/nahrung/
22 www.fandler.at
23 Synergetics/PocketGym: Your Whole Life Fitness Plan, https://www.pocketgym.com/
24 http://bit.ly/zunderschwamm
25 www.secretsofnature.org/nahrung/fermentiertes-obst/
26 Kräuter, die Magischen Heiler, Paul Twitchell
27 www.secretsofnature.org/nahrung/veganes-omega-3/
28 https://www.ncbi.nlm.nih.gov/pubmed/30487562
29 Kräuter, die Magischen Heiler, Paul Twitchell
30 https://www.mylife.de/magazin/diaet/vitamin-diaet/vitamine-die-bestenhelfer-beim-abnehmen-376
31 http://water.usgs.gov/
32 www.secretsofnature.org/wasser/
33 Kräuter, Die Magischen Heiler, Paul Twitchell
34 https://www.umweltbundesamt.at/umweltsituation/wasser/trinkwasser/

35 www.secretsofnature.org/wasser/
36 www.fandler.at
37 https://gut.bmj.com/content/65/12/1930
38 The Best of Health Revelations, Volume VI, Mark Stengler, NMD
39 www.zentrum-der-gesundheit.de/brot.html
40 https://www.smarticular.net/essener-brot-aus-keimlingen-selber-machengesund-basenreich-ohne-mehl/
41 ebd.
42 Wikipedia
43 https://www.oelundwasser.de/das-oeldispersionsbad
44 www.secretsofnature.org/lifestyle/dispersionsbad/
45 https://www.oelundwasser.de/das-oeldispersionsbad/buerstenmassage
46 www.secretsofnature.org/lifestyle/ultraschall-thermoeffekt/
47 D. Gary Young
48 http://bit.ly/abnehm-secret
49 http://bit.ly/abnehm-club

Weitere Bücher von Maria L. Schasteen

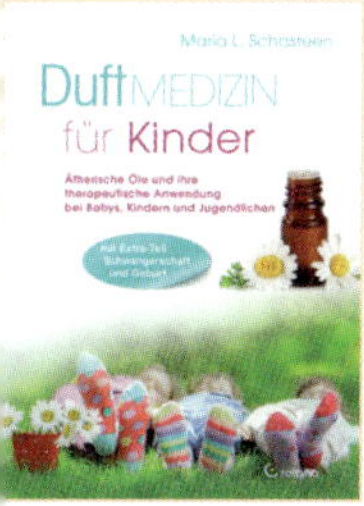

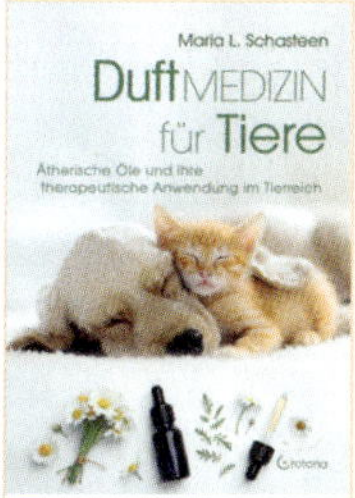

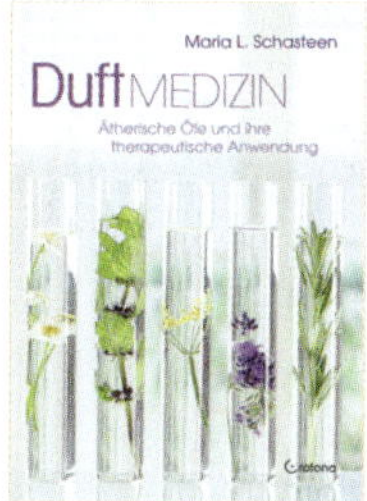

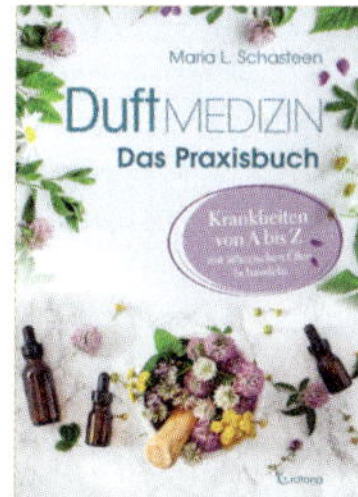

Maria L. Schasteen

Duft-Medizin für Kinder
Ätherische Öle und ihre therapeutische Anwendung bei Babys, Kindern und Jugendlichen
Flexibroschur, ISBN 978-3-86191-085-5

Duftmedizin für Tiere
Ätherische Öle und ihre Anwendung im Tierreich
Flexibroschur, ISBN 978-3-86191-079-4

Duftmedizin
Flexibroschur, ISBN 978-3-86191-074-9

Duftmedizin – Das Praxisbuch
Flexibroschur, ISBN 978-3-86191-259-0

Weihrauch
Das älteste Heilmittel der Welt
Flexibroschur, ISBN 978-3-86191-107-4

Erkältung – Mit Duftmedizin vorbeugen und schützen
Broschur, ISBN 978-3-86191-114-2

Gary Young –
Der Pionier der modernen Aromatherapie
Broschur, ISBN 978-3-86191-109-8

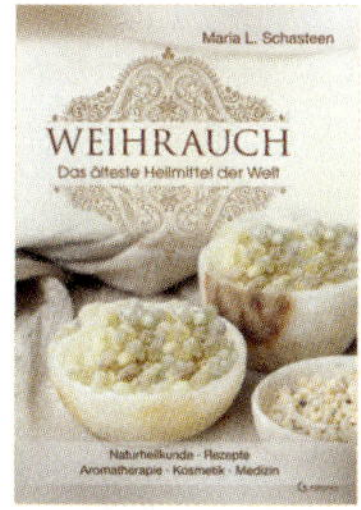

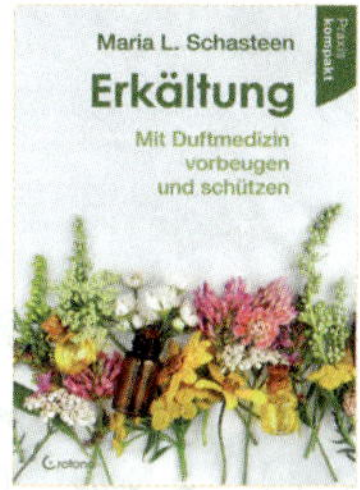

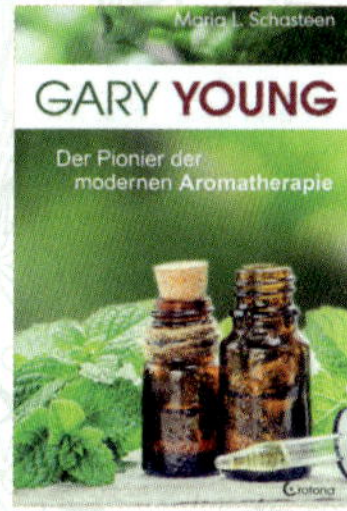

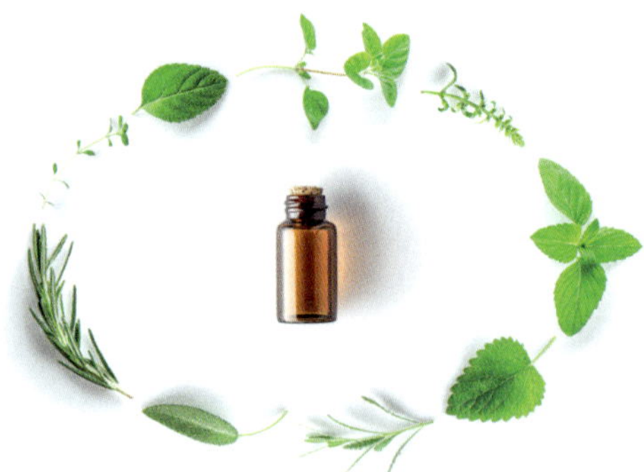